手诊大全

张文杰 / 主编

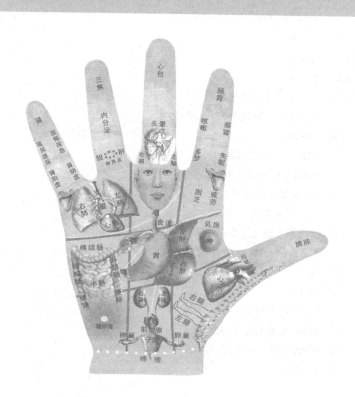

 黑龙江科学技术出版社
HEILONGJIANG SCIENCE AND TECHNOLOGY PRESS

图书在版编目（ＣＩＰ）数据

手诊大全 / 张文杰主编 . —— 哈尔滨：黑龙江科学
技术出版社，2020.6
ISBN 978-7-5719-0415-9

Ⅰ . ①手… Ⅱ . ①张… Ⅲ . ①掌纹－望诊（中医）
Ⅳ . ① R241.29

中国版本图书馆 CIP 数据核字 (2020) 第 047500 号

手诊大全
SHOUZHEN DAQUAN
主　　编　张文杰
责任编辑　马远洋
封面设计　李　荣
出　　版　黑龙江科学技术出版社
地　　址　哈尔滨市南岗区公安街 70-2 号
邮　　编　150007
电　　话（0451）53642106
传　　真（0451）53642143
网　　址　www.lkcbs.cn
发　　行　全国新华书店
印　　刷　德富泰（唐山）印务有限公司
开　　本　710 mm×1000 mm　1/16
印　　张　16
字　　数　260 千字
版　　次　2020 年 6 月第 1 版
印　　次　2020 年 6 月第 1 次印刷
书　　号　ISBN 978-7-5719-0415-9
定　　价　36.00 元

前言

手诊在我国有着悠久的历史，是几千年来我国历代医家诊断疾病的宝贵经验的积累。2000多年前的《黄帝内经》就发现人体的局部和整体具有辩证统一的关系，即身体的每一个局部都与全身的脏腑、经络等密切相关。因此，在诊病时，可以通过观察手掌来了解人的健康状况。

手是人体全身脏腑器官的完整缩影。所以，人体组织器官的病变均可在手的某些部位上得以体现。《灵枢》中有诊鱼际纹路之法及爪甲诊病法，唐代王超的《水镜图诀》中也介绍过小儿指纹诊病的方法。此外，手部还有大片的病理反射区，是神经的聚集点。一只手正反面有70多个病理反射区和治疗穴位。临床实践证明，对这些穴区进行刺激可治疗近百种疾病。

近年来，手诊越来越受到人们的欢迎，在经济发达的欧美国家还出现了众多手诊医学专家。它之所以发展得如此迅速，是因为这种方法不但诊断准确率高，能及时发现病情，而且不论肤色人种，一律通用，既无须任何仪器，又无创伤、无毒副作用，随时随地可以进行诊察。

随着手诊法一同兴起的手疗法，是一种无创伤、无不良反应、随时可以进行的治疗方法，其操作简便、易学易懂、疗效显著、经济安全，符合老百姓对治疗方法"简、便、廉、验"的要求，在民间得到了长期广泛的应用，并广为流传。

事实上，我们的双手每天都在不停地向我们传递着机体活动的信息，告诉我们自己的健康状况，尤其是当体内某个器官运转不正常时，双手就会向我们发出求救信号。

本书首先介绍了手诊相关的基础知识，内容详尽且通俗易懂，为初学者打开了手诊的大门。然后，详细讲解了不同种类的多种常见疾病的手诊方法，让读者可以学到简便实用的诊病技巧。同时，还详细讲解了常见疾病的手疗法和穴位疗法。另外，针对每种疾病的治疗，还特别配备了养生保健的药膳方剂。本书最大的亮点是内容丰富且方法多样，读者可以根据自己的喜好和实际情况选择适合自己的诊治方法。

本书将详尽的图示与文字有机地结合，读者在方便阅读的同时，可以更直观地参照图示来对照自身手部的变化特征，诊断自身病痛，并通过观察图示呈现出来的对应病症来有效地祛除病灶、预防疾病的发生。这是一本一专多能的综合性读物，语言通俗，易学好懂，适合各年龄段关注自身健康的人使用。希望本书可以成为您和您的家人健康路上的好伙伴。

目录

第一部分　手诊是一门学问

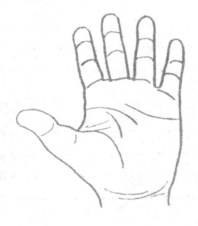
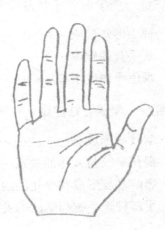

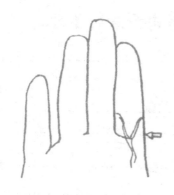
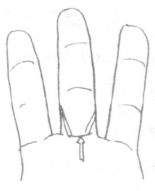

第二部分　常见疾病的手诊与手疗

肾经

命门点

甲状腺区

内关

液门

胸骨

坐骨神经点

脊柱点

后溪

腰肌点

腰痛点

腰脊

养老

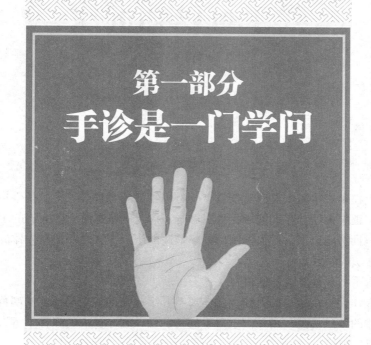

第一部分
手诊是一门学问

第一章
观手可以知健康

手与健康息息相关

手在生理本质上是感觉器官，具有丰富的感觉神经，尤其是手指的掌面以及正中神经分布的区域，具有触觉、痛觉等基本感觉。我们的手特别灵敏，且功能丰富，是人体使用频率最高的组织器官之一，与人体的健康有着密切的联系。

双手与人体健康息息相关。

人体是一个统一的整体，整体离不开组成它的各个局部，局部可以反映整体的某些信息。正是由于双手的特殊性，它才被人们当作了解人体健康状况的窗口。

有些明显的例子：当自主神经功能失调时，手脚就会出现多汗现象；当脑部血液循环不良时，指甲部位就会出现黑红色的瘀斑；当机体内缺乏维生素A时，手足皮肤就会变得粗糙、角化；当微量元素锌缺乏时，手指尖就会出现腐烂、脱屑的现象；当肠胃系统功能低下时，食指半月痕就会变成粉红，等等。这些现象都说明了身体内部各种复杂关系的奥妙。

一般情况下，局部不但可以反映整体的某些信息，它的变化也可以影响整体的某些特性。手部按摩和手疗就是最典型的例子。比如，经常按摩双手，可以防止动脉硬化、降低血压、激发大脑潜能以增强智力；经常按摩大小鱼际，可以润肺止咳、健脾和胃、调肝明目；常常按摩手背，可以降低血压等。

若人体的手足灵活、四肢发达，则说明其生命力较为旺盛；反之，则预示着机体功能衰退。尽管人体的健康状况千变万化，但人体内部组织器官的任何"风吹草动"都能神奇地反映在手部丰富的神经末梢上。因此，只要学会观察手部，绝大多数的病患都可以及早被发现，疾病就能够得到最快最好的医治，人体的健康才能够得到保障。

认识手诊学

◆ 观手可以知健康

对于一棵树来说，它的健康就"写"在显露在外面的枝条和叶子上。当它的叶子开始枯萎的时候，我们首先想到的是树根可能缺水，会给它浇水，让它恢复茂盛的枝叶。双手犹如一棵树上的枝条和叶子，它血液循环丰富、微循环密集、末梢神经集中，是人体脏腑的全息缩影。因此，每个人的健康都写在自己的双手上。了解自己的健康并非一定要到医院做一个系统的检查。你只需要认识、判断自己的双手形态，就能做到"未病防病，有病防变"，从而不会错过疾病治疗的最佳时机。这样，才能拥有健康的人生。

◆ 传统认识的误区

一提起观手诊病，许多人就不由得联想起民间的看相，比如"通过相面能预测人的荣华富贵"或"伸出你的手，就能告诉你明年需要躲避哪些灾祸"等。手诊在20世纪的很长一段时间里颇受质疑，被认为等同于充满神秘色彩的手相，经常被打进封建迷信的队伍里去。其实，这是对手诊的误解。要走出这个误区，必须得揭开手相的面纱，了解它的来龙去脉。

从严格意义上讲，手诊只是通过对手的外部形态进行研究来获取人体健康信息的一种方法，且应该包含于手相学之中。手诊是手相学的一个分支。

"手相"一词，最早是由战国时期的鬼谷子提出的。手相的本质是关于手的外部形态的学问和研究。但是，其在几千年的传播过程中一直充满着偏差和迷雾，再加上各种各样的江湖术士的胡乱编造，以至于手相最后蒙上了一层玄幻神秘的色彩，从而给人造成一些毫不可信的误解。

其实，中国的相学可谓独树一帜，其悠久的历史和庞杂的内容可能在世界上都是独一无二的。

自周朝开始，经过春秋战国（善观气色的名医扁鹊就是战国时期的人），手相学到两汉时期已经成为一个相当完整的体系。在东汉，手相学的体系雏形已经基本完成。

隋唐时期，手相学大规模兴盛起来。

从唐末到明清，手相学朝着更加理性和客观的方向发展，在临床上比较受重视，并取得了非常大的成就，例如《太乙照神经》中记载有"夫手掌之有纹，如木之有理"。

不过，遗憾的是，手诊自始至终都是夹在医学和相学之间前行的，因此被误解。当然，现代手诊学在汲取手相学合理的精华内容的基础上，再借鉴现代生物学的研究成果，如今已经成为一门真正意义上的医学。"按骨节之法，察皮肤之理，以审人之性命，无不应者。"这句话是著名唯物论学者王充在《论衡·骨相论》一文中对手诊学所做的总括性介绍。

◆医典中的记载

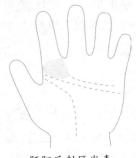

肝胆反射区发青

既然手诊学诞生已久（虽然它掺杂在手相学之中），那么历史上的伟大成就和精彩的事例必然不少，何况中国古代医术的高明有时连现代医学都无法企及。在中医学中，手诊以其便捷、准确的特点占有重要的一席之地。

望诊是医生运用视觉对病人的神、色、形、态、舌色以及分泌物、排泄物色质的异常变化进行有目的的观察，以获得内脏病变的信息，了解人体健康状况的一种方法。我国古代中医学名著《黄帝内经》中记载："爪甲青黑者，为死症。"指甲诊病同手背、掌纹、手指、青筋诊病一样，在传统中医学中均属望诊。《黄帝内经》不但从整体上指出了局部与全身脏腑、经络、气血之间的密切关系，而且对于手与内脏之间的对应关系也有深刻而精辟的阐述："掌中热者腑中热，掌中寒者腑中寒。"

古人曾说："望而知之谓之神。"其说的正是关于望诊的本质。再看中医著作上记载的"肝血盛衰，可影响爪甲之枯荣。肝血充足，则爪甲坚韧明亮，红润光泽。若肝血不足，则爪甲软薄，枯而色夭，甚则变形脆裂"，这是手诊典型的例子。

《灵枢·邪气藏府病形》还对手诊的方法做了详细的解说："……见其色，知其病，命曰明；按其脉，知其病，命曰神；问其病，知其处，命曰工。""……知一则为工，知二则为神，知三则神且明矣。"这种通过五官、形体、神色来诊断病情的方法是中医诊断的最高境界，也是在实践中得到充分证实的宝贵经验。

更加细致的是唐朝王超的《水镜图诀》，此书对幼儿的食指诊病已经有了详细的记载。这些根据幼儿食指内侧表浅静脉的色泽与形态的变化诊断病情的观点，在明代得到了医学界的广泛运用。

现代中医的手诊和望诊，离不开清代医学家对医书的大力整理和编撰。在这一时期诞生了大量的手诊学著作，具有代表性的有《清太医手诊谱》《四诊抉微》《望诊遵经》等。

◆ 手诊的前景

手诊的优势

现代西医的仪器、化验等检测手段虽然有坚实的科学基础，但也有相当多的弊端，比如很多疾病早期根本不能查出，直到病发时才能确定病患，这样往往会延误病人的治疗时间，使之错过最好的治疗时机；有可能会误诊，任何医疗器械都有一定的误诊率，包括 CT 等昂贵的先进仪器。

因而，我们也应该重视祖国传统医学的巨大价值。望、闻、问、切这些流传千年的诊病手段永远不会过时，除非人类的生理结构发生突变。

手诊相比其他诊病途径有以下三个方面的优势。

一是结论准确可靠。这也是手诊的第一大特点。因为手诊的诊病原理是科学的，并且经过了长久的时间验证。

二是实用性强。运用手诊，通常只需一二十分钟就可以对一个人的全身和患病的情况做出初步判断。这种简捷、直观的方法不需要借助贵重的仪器设备，不仅可以节省不必要的检查费用，还可以提高诊断的准确性。我国现在的医疗资源还处于比较贫乏的状态，广大医生若能多掌握手诊方法，不但可以方便普通百姓，尤其是老年人看病，更能支持国家医疗体系建设和弥补卫生资源的缺失，其现实意义十分重大。

三是可预测性。手诊对身体的健康状况和某些疾病能够做出超前诊断，可以防患于未然，尤其是在心脏病和脑血管疾病方面十分可靠。这个特点相对于许多仪器诊断来说更具有优越性。

手诊的不完全性

尽管生物全息律表明手是人体的一个全息元，在手的各部位都能找到与其整体相对应的部位，但由于个体的差异，手区信息在具体的信息表达中仍有不完全性，这样就会为诊断带来不准确性。

正是这个原因，我们才强调在诊断过程中应该多找几个参照系，对其不足之处予以弥补，使这种诊断得以逐渐完善。

不管怎样，任何事物都有其两面性，利弊共存。手诊既属于中医的一支，又融合了现代医学知识，是中西医临床诊断的一种完美结合，让西医临床诊断的不足得到了有力的补充和完善。它作为一种非常有前途、实用的方法，在医疗卫生界，特别是在预防医学和康复保健医学领域定能发挥巨大作用。

手诊学入门

◆什么是手诊

手诊就是根据人的手形、指甲、掌纹、指节纹、皮肤色泽及软硬程度等，通过望、摸、推、压、点、掐、按来获得病情信息，做出诊断的统称。

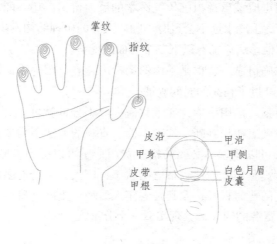

它既有宝贵的临床实用价值，又有观察患者病态和预测发展倾向、指导患者就医、诊察身体健康状况的重要意义。

◆ 手诊学基础

在中国，手诊乃至手相学的基础就是阴阳理论、五行学说。

阴阳理论不但是手诊学的基础，还是中国传统文化的源头。阴阳象征着事物内部所包含的相互对立、相互转化的两个方面，同时包含着事物与事物之间的差异和统一。正所谓"人生有形，不离阴阳"。

在阴阳理论中，凡属表露在外的、实的、热的、明亮的、伸张的、开放的、向前向上的、活跃的、快速的事物，都呈阳性；而内在的、虚的、冷的、灰暗的、紧缩的、闭合的、向后向下的、平静的、迟缓的事物，都呈阴性。

《素问·阴阳应象大论》中这样定位阴阳二要素："阴阳者，天地之道也，万物之纲纪，变化之父母，生杀之本始，神明之府也。"

阴阳变化不仅反映了所有的事物在空间里的相互对立和转变，还在时间上贯穿于事物的产生和消亡的过程中。《素问·四气调神大论》中说："阴阳四时者，万物之始终也，死生之本也。"

阴阳理论在医学中体现为人体背为阳，腹为阴；上部为阳，下部为阴；表为阳，里为阴；六腑为阳，五脏为阴；热证为阳，寒证为阴；手背为阳，手心为阴；手的形质、色泽为阳，纹理为阴等。

此外，五行学说主要是通过金、木、水、火、土这五种物质存在的特征及它们不同性质、不同系统之间的相克相生、相辅相成的关系，来阐述万事万物的存在的。

虽然手诊的理论基础之一——皮纹学在中国的历史相当久远，但由于社会制度及现实各方面的原因，这门古老的学科在近代一直停滞不前。现代皮纹学从西方传入中国最先是在法医学领域，时间在20世纪初。最先应用的是上海工部局巡捕房，其于1909年设立指印间，以此来识辨犯人。

接下来对中国指纹学影响较大的是1911年国际指纹学会的成立。在此之后，福斯迪克等国外知名皮纹学者开始来华授课。

1914年，辛亥革命不久，孙中山先生对皮纹学表示了很大关注，并大力倡导皮纹学的研究和应用。

由于20世纪初期到中期的中国忧患重重，相关科学也受到很大冲击。

直到新中国成立之后，相关部门于 1956 年制定了《指纹分析法》并将其广泛运用于司法领域。

20 世纪 60 年代，一些著名高等院校和医院开始设立指纹学专业课程，并大力研究指纹学的基础和应用价值，其中最具有代表性的是 1964 年董悌忱对我国壮族同胞的指纹和掌纹的研究，还有医院制定新生儿都要留取手印和脚印的规定。

1978 年之后，各门科学发展形势一片大好。皮纹学在遗传因素研究和双生子皮纹学分析方面取得了突破性的进展。医学皮纹学在我国趋于完善，并开始蓬勃发展。

1982 年 10 月，第一次中国遗传学会皮纹学研究协作组工作会议召开。在这次会议上，制定了我国皮纹学研究的统一标准。这一标准极大地推动了中国皮纹科学的进一步发展，促进了其与其他科学的紧密联系。

西方国家的皮纹学主要衍生于生理学和解剖学。它的发展历程大致如下：

1684 年，格纽向英国皇家学会报告了其对指纹和掌纹的研究结果，主要内容是毛孔、皮肤嵴纹及其排列方式。

1788 年，麦尔提出皮肤纹理的排列没有任何两个人是完全相同的论断。

1823 年，捷克生理学家帕金杰提出指纹分类：左环、右环（俗称"箕形"）、左右袋形环（俗称"环斗"）、左螺、右螺和重环（俗称"双箕斗"），为以后的指纹分类打下了基础。

1856 年，人类学家威尔克通过对自己 75 岁和 34 岁时的指纹的比较，证明了指纹的不变性（主要是指嵴纹）。

1877 年，法国医生创立了用硝酸银溶液显食指纹的方法；英国驻印度的内务官赫斯查尔证实了应用指纹可以辨别身份，且指纹不会重复。

1880 年 10 月，英国医生福德拉斯经过大量的观察和实验，阐述了指纹的特异性，解释了以指纹鉴别身份的依据。

1892 年，英国著名的人类学家、优生学的传世人高尔顿在《指纹》一书中，得出了"指纹终身不变""指纹可以分辨""指纹可以分类"的重要结论，明确提出了指纹的应用价值。

再经过 1926 年英国解剖学家卡明斯和麦德罗对先天愚型病人的特异性指纹的研究，到 1956 年，法国遗传学家和人类细胞学家李爵赫将皮纹的特异性与染色体异常有机地结合起来。至此，医学皮纹学的发展趋于成熟。而建构于生理学和解剖学之上的现代皮纹学始终是手诊的基础。

◆ 手诊学原理

信息理论

手诊的依据源于手部所隐含的信息，因而对信息的认识和理解是手诊的理论基础。

信息是以显示事物及其特征而存在的，它不是一种具体的物质存在形式，而是物质存在的表征、表现的外在变化。信息的本质是人们对物质之间相互作用和变化的痕迹的储存和交流。

任何事物的结构和状态都映射着关于自身的历史、现状和未来的信息。正确地接受、理解、破译信息是深刻认识事物存在状态和预测事物发展趋势的前提。信息本身不存在错误之说，可能错误的就是人的接收、认识和理解。信息通常分为两种：潜信息和显信息。前者指还未真正显露出来的信息，后者则指可以让人们显而易见的信息。在人的能动作用下，两者可以相互转化。这种转化在人体疾病诊断中表现得最为明显。

一般情况下，诊断疾病的目的首先是要将人体内存在的隐性疾病信息转化为显性信息，然后确定相应的治疗方法。也就是说，手诊的本质是通过对体内信息的解读来判断整个身体状况的变化情况。信息存在的客观性是手诊的依据。

生物全息理论

20世纪70年代，我国著名科学家张颖清教授提出了生物全息理论。此理论不但得到了世界同行的认同，还在各个领域取得了广泛应用和发展。生物全息理论充分揭示了生物体的部分与部分、部分与整体之间的全息对应性。

早在《灵枢·五色篇》中，全息的思想就有所体现，只是那时并未以此命名："庭者，首面也。阙上者，咽喉也。阙中者，肺也。下极者，心也。直下者，肝也。肝左右者，胆也。下者，脾也。方上者，胃也。中央者，大肠也。挟大肠者，肾也。当肾者，脐也。面王以上者，小肠也。面王以下者，膀胱子处也。颧者，肩也。颧后者，臂也。臂下者，手也……五色各见其部，察其浮沉，已知深浅；察其泽夭，以观成败；察其散搏，已知远近；视色上下，已知病处。"

《灵枢·五阅五使篇》中记载："鼻者，肺之官也。目者，肝之官也。口唇者，脾之官也。舌者，心之官也。耳者，肾之官也。"

在《医镜》一书中还有这样的论述："凡病见于舌，舌尖……主心，舌中主脾胃，舌边主肝胆，舌根主肾。"

这些古医书记载反映了人体的手、足、耳、舌等部分都可以是人体的全息胚，每一个全息胚都能较为全面地反映人体的整体状况，独立成一个小小的体系。

张颖清教授曾对以上观念做了现代生物学意义上的阐述："生物体每一个全息元上的各个部位，都分别在整体和其他全息元上有各自的对应部位；一个全息元上的一个部位和相对于整体上或某一其他全息元上的非对应的部位，总是和其所对应部位的生物学特性相似程度较大；各部位在一个全息元上的分布规律与各对应部位在整体上或其他全息元上的分布规律相同。这样，生物学特征不完全相同的各部位的分布结果使全息元在不同程度上成为整体的缩影，并且各全息元在不同程度上是相似的。"

如果说人体穴位分布规律奠定了全息生物学的基础，那么第二掌骨节肢穴位系统可以算是最具代表性的全息元。这个穴位系统完全是一个人体胚胎的缩影，它的每一个穴位都可以与人整体上的部位或器官相对应，这种穴位分布规律就是穴位分布全息律。

生物全息律将中医学诊病的原理清晰地展现出来。对于手诊来说，更是如此。手诊的原理是，通过对手部信息的解读，在认识、分析的基础上，了解患者的病理变化。因为手诊的一大特点是提早认识疾病，所以，换句话说，全息理论为我们早期正确认识疾病、进行病理分析提供了直观和客观的依据。

◆ 手诊的方法

通常，手诊在临床上运用的方法可以分为手掌诊病和指甲诊病两大类。它们各自还可以进行细分。

手掌诊病法。这种方法主要是对手掌进行望诊、触诊、按诊并对基本纹理进行观察与分析，为疾患诊断提供依据。其核心还是掌纹诊病，其次还有观青筋诊病、观掌丘诊病、观三斑诊病等方法。

望诊是掌部诊断的主要方法，主要观察手掌自然状态下的改变。掌纹诊病主要包含掌纹诊病和指纹诊病，它通过观察手掌肌肉、色泽、外形来判断未知疾病。

指甲诊病法。指甲诊病，简称"甲诊"。中国的古典医学著作就曾有过这方面的记载："肝血衰盛，可影响爪甲之枯荣。肝血充足，则爪甲坚韧明亮，红润光泽。若肝血不足，则爪甲软薄，枯而色夭，甚则变形脆裂。"

◆ **手诊的要领**

观手诊病是关乎人性命健康的大事，应该小心谨慎。一般情况下，需要注意以下事项。

（1）手诊必须在患者自然的状态下进行才有意义。比如，在饮酒过量、性欲过旺、暴躁、心情非常不好、光线暗淡等情况下，手部出现异常性状根本说明不了什么问题。

（2）观手时要通过展示手图或书来引起患者对自身的关注和兴趣，这样才能取得积极的配合。

（3）在共同研究的基础上找出异常点来分析，不能自以为是、炫耀自己。

（4）要先问症状，再找病源。

（5）平时要多看多问，不要怕错。观手时应遵循男左女右原则；无论是看左手还是右手，都要以拇指为左、小指为右来判断内脏疾病。手纹上所反映的各种信息都不是绝对的，一定要仔细观察周围纹理的发展变化情况，而且一定要在掌握整个手纹的情况下，将两只手进行对照，再经过仔细斟酌、分析，尽量找到三个以上的支持点。正如中医诊断都要四诊配合一样，这样，其精确度才会高一些。

为了更准确地把握患者的身体状况和病情的发展，也为了更多的非专业人士能及时地进行自我健康检查，除了这些必须注意的问题，最好能把下面的观手歌谣记住：

> 手中青筋积滞多，无气肉陷弹有气。
>
> 血虚甲白冷热乱，精少体弱半月痕。
>
> 慢炎色白急炎红，肿瘤灰暗退化棕。
>
> 凸是增生凹是缺，刀痕皮屑血管张。

手疗的含义

◆什么是手疗

早在2000多年前，我们的祖先就发现了手部经络、穴位与人体疾病的关系。在手诊诞生并不断进步的同时，手疗也随之诞生和发展。

《素问·异法方宜论篇》记载："中央者，其地平以湿，天地所生万物也众，其民杂食而不劳，故其病多痿厥寒热；其治宜导引按摩。故引导、按摩者，亦从中央出也。"《太素·邪论篇》也有记载："寒气客于肠胃之间、募原之下，血不得散，小络急引故痛，按之则血气散，故按之痛止。寒气客于背腧之脉则脉泣，泣者血虚，虚引痛，其腧注于心，故相引而痛，按之则热气至，热气至则痛止矣。"此外，《灵枢·经别篇》上还说："审切循扪按，视其寒湿盛衰而调之，是谓达适而为之真也。"这些文字记载都对按摩做了阐述和讨论。尤其是《灵枢·经别篇》，更是揭示了手疗的广泛性和技巧性。

总体来说，手疗是以脏腑学说理论为基础，以经络学说理论为依据的一种综合治疗方法。

具体解释，手疗就是对手部特定部位——手部的精血、经外奇穴、手针穴以及手部全息反射区、第二掌骨侧穴位群——进行适当刺激，达到防治疾病、健身强体的目的的一种独特的传统医学疗法，也是外治疗法中的一种自然疗法。为什么被称为"手疗"？主要是因为虽然这种治疗方法中的刺激手法比较多样，如按摩、针刺、药疗等，但是实施部位都在手部。

手部对外界的刺激最为敏感。在人体出现疾病时，疾病的信息通过全身经络从手上反映出来。这时，对手部穴位、反射区进行适当的刺激，就能使它们获得治疗信息能量，从而让这些能量再经过经络的传递，调动和激发机体的免疫、防御、抗病修复潜能，起到治疗疾病、养生保健、延年益寿的作用。一定的按摩、针灸、药疗等手段通过刺激双手特定部位，都能调节人体各脏腑、组织、器官的生理功能。

手疗的最大特点：

有病治病，无病强身；

以外治内，以点治面；

实用广泛，各科皆宜；

经济实惠，操作简便；

疗效可靠，无副作用。

如今，随着人们自然理念的逐渐加强，无论从饮食的"绿色食品"还是住宿条件的"回归自然"，都提倡较为原生态的生活方式。手疗不像主流医学对化学药物那样依赖，它主张人们通过一些小小的按摩等技巧来实现对自身的保养，这样就极大地降低了严重依赖药品治疗的风险性，在民间颇受欢迎。

新中国成立之后，我国的医学事业取得突飞猛进的发展，手疗也获得了长足的发展。尤其是人体全息反射区的发现奠定了人体的生物全息诊疗法，更是祖国医学的一大成绩。尽管如此，自古至今，对于穴位和经络治疗一直众说纷纭，从未达成一致。但值得庆幸的是，很多长时间被忽略的古老的养生健体方法已经被重新发现并取得进一步发展。手疗以它鲜明的特点，已经成为祛疾保健的有效手段。

良医不废外治。相信手疗在未来不断地挖掘、整理和探索的过程中，在全体医学工作者的努力下，一定会呈现出新的意义。

◆ 手疗的理论依据

人体是一个有机的整体，五脏六腑、五官九窍、四肢百骸各部位都不是孤立的，而是内外相通、表里相一、相互为用、互相制约的整体。因此，通过将按摩、针刺和药疗效应作用于人体手部的特定部位，可以调节机体的生理、病理状况，不但能实现局部疾病的治疗，更能对远离该部位的脏腑、组织器官的疾病产生良好的效果。

手疗主要以中医的脏腑学说和经络学说为理论基础，再加上现代医学的神经反射学说和内源药物因子学说为其理论依据。前两者是中医学基本理论的核心。

脏腑学说

脏腑学说认为，一切疾病的发生，均是脏腑生理功能失调的反应。病自内生，必由脏腑经络而显于外。在《灵枢·本脏篇》中就有"视其外应，以知其耐脏，则知所痛矣"的说法。手部是脏腑的"晴雨表"，因而疾病发生，完全有必要先察其手掌。疾病的治疗无一不本于脏腑，一切从脏腑出发，外治作用离不开脏腑，离则偏，合则切。这也是手疗的基本原则。

经络学说

站在中医经络学说的角度，手疗的实质就是利用手部与头面躯干各部的必然联系，通过手部穴位治疗来达到使全身各组织器官的疾病得以痊愈的目的。这也是实现手疗作用的重要理论根据。

西方的菲兹杰拉尔博士提出的反射医学理论经络十条学说，即认为人体内有十条经络，在一定程度上与中医经络学说有着异曲同工之处，原理基本相同。菲兹杰拉尔博士认为，在人的十指上各有经络分布其中，并指出拇指线——调理呼吸系统，并促进新陈代谢；食指线——调理肝脏、胃、胰腺；中指线——调理心脏等循环系统；无名指——调理神经系统、视觉中枢；小指线——调理肺、生殖器官。他认为只要刺激双手经络上的反射区，就能引起其对应组织器官的功能变化。

神经反射学说

无论是在人体表面还是在人体内部，都分布着无数的神经末梢感应器。一旦机体内外环境发生变化，首先被刺激的是感应器，引起神经冲动；这种反应经传入神经到达中间神经元；再将冲动传到高级中枢，通过高级中枢的分析综合，发出命令；最后通过神经传达到各器官，从而出现相应的生理变化。因此，神经反射学说认为，当身体各组织器官发生病变时，在双手上适当的穴位和反射区进行刺激，就可以通过神经反射的方式，调节相应器官的功能，实现防病治病的目的。

内源药物因子学说

医学家们在研究"针刺镇痛"的过程中发现，刺激手部反射区就可以产生内源性药物因子。这种物质是针刺产生镇痛作用的主要物质基础和作用机制。它是在机体接受治疗信息以后，进行自行调节时所产生的物质，不但对人体无害，而且在强化免疫力、抗感染方面有着外源性化学药物所没有的突出功效。

手疗可以产生许多不同种类的内源性药物因子，它们形成之后就成为人体极为坚固的一道抗病屏障，大大提高了人体的抗病能力。因此，手疗对人体健康有着举足轻重的作用。

手疗的主要着眼点是手部皮部。作为一种疾病外治之法，手疗是通过施治于手部皮部来实现治病强身目的的。只要在手部皮部找到敏感点并进行有效按摩，总神经信号就能通过"负诱导"作用使患病组织器官得到调解并缓解病痛。其本质是在大脑皮质一个兴奋灶周围出现增强的抑制过程，使原来的兴奋灶出现抑制。这就是手疗之按摩法的理论根据。

中国传统的针灸学在利用经络诊治疾病时，重点是取相应经脉上的穴位，手疗则是同时侧重于经脉穴位和上肢末梢皮部。人体全身皮部可分为十二皮部，都是以经脉为纪，因此十二经脉之外应有十二皮部。手部为手三阴、手三阳经脉之起止点，又为十二皮部之分位部——上肢末梢皮部，对外力最敏感；而手部经穴、奇穴、手穴及手部全息反射区，都在手部皮部。刺激手部，除针刺取手部之穴位外，按摩、药疗因作用面积大，往往不是取一个穴位，而是几个俞穴的综合效应，这些都不离开手，所以说手部皮部是手疗的着眼点。

◆ 手疗作用原理

一切疾病的发生都是通过内因、外因等致病因子作用于腑脏，导致腑脏功能失调、体内阴阳失衡的结果。手疗的意义在于运用按摩、针刺等手段通过刺激双手产生一定的治疗信息，从而作用于体内，改变腑脏功能。这些信息通过经络系统和神经系统的传递实现了其恢复人体阴阳平衡状态的目的。

血液是人体赖以生存的必要前提，血液循环必须畅通，周而复始，循环往复，以供养全身各组织器官活动的需要。血液的正常循环有赖于心脏正常的生理功能。人们常说十指连心，说明双手与心脏存在着特殊的联系。在手部，有两条经脉直接与心脏相关，这就是手少阴心经和手厥阴心包经。同时，手部还分布着大量的毛细血管网、淋巴网等。如果对双手穴位或者全息穴等实施按摩、针刺和药疗等治疗方法，给予适当刺激，不但可以引起部分细胞蛋白分解、产生组胺或类组胺等物质，还能够产生热能等综合作用，使气血系统的内能增加，促使毛细血管扩张、血流加快、血流量加大、淋巴管扩张、神经末梢产生兴奋，从而促进血液循环，改变系统功能。

人体气血运行离不开经络。经络内连五脏六腑，外连四肢百骸、五官九窍，沟通表里内外，贯穿左右上下，将全身构成一个网络。如果没有经络，人体各部位不会如此紧密地联系成为一个不可分割的有机整体，人体各器官组织的多种生理功能活动都无法进行，更不用说人体功能的协调和相互平衡。

由于双手是经脉相互交接的重要部位之一，因此人体各脏腑组织器官生理功能、病理变化的信息都可以通过经络汇集到双手，使双手成为反映全身健康信息的最敏感点。

同样，刺激双手的穴位或皮部，通过经络的传导或神经反射作用既能够调整相关的脏腑等组织器官的系统功能，还能够调节相关脏腑的生物信息，改变相关器官的病理变化，最后使全身经络保持平衡状态，从而实现治病和保健的目的。

一般的手部关节错位、肌腱滑落等因有关组织解剖位置异常而导致的病症，均可以采用按摩方法直接加以治疗。在面对具体的病症时，应该根据实际情况采取相应的治疗手法，这样才能做到对症治疗。

对于治疗的作用，中医学的观点是手疗的作用一般通过补、泻、温、清、消、散、汗、和、敛、缓、通、理等几种途径来实现。站在现代医学的角度，手疗的基本原理可分为力、能、信息三个方面。

总体来说，手疗的作用原理异常复杂，是多方面的，并非三言两语就能完全探讨清楚。手疗的具体方法不同，其作用原理也不尽相同。我们现在可以确定的是手疗的效果异常好，这点不容置疑。

◆ 手疗的方法

常用的手疗方法有三种：手部按摩法、手部针刺法和手部药疗法。

手部按摩法

手部按摩是指通过对手部一些固定的与身体内外脏器、组织有特异关系的穴位或全息反射区、敏感点，以特定按摩的刺激来调节相应的脏腑组织器官，达到治疗疾病和养生保健的目的。

手部按摩的基本方法有按法、点法、揉法、推法、掐法、捻法、摇法、拨法、擦法、摩法、拿法、捏法等12种。

1. 按法

用拇指尖或指腹垂直着力于手部穴位或反射区、敏感点上为按法。这种方法常用于手部各穴区，尤其多用于较平的穴区。此法常用于治疗各种慢性疾病、慢性疼痛及预防保健等。

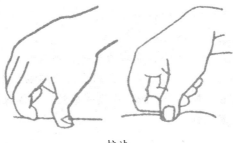

按法

操作要领

操作时着力部位要紧贴手部表面，移动范围不可过大，用力由轻渐重，稳而持续，逐渐有力下按，使刺激充分到达肌肉组织的深层，让患者有酸、麻、重、胀、走窜的感觉，持续数秒钟，渐渐放松，一按一松，如此反复操作。

注意事项

操作时要稳而持续，不可用力过猛，不能滑动。按压频率、力度要均匀，要加强刺激时，可用双手拇指重叠按压。如果是对老年体弱或年龄较小的患者，力度一定要适宜。

本法常与揉法配合应用，称按揉法。

2.点法

点法是指用拇指指端、中指顶端，或小指外侧尖端加无名指、拇指固定，或屈拇指指间关节，或屈食指以近端指间关节等部位点压手部穴区。

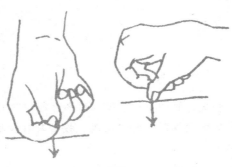

点法

17

点法一般用于骨缝处的穴位和要求比"按法"更为有力而区域又小的部位，多用于治疗急性疾病和急慢性痛证等。

点法较按法接触面积偏小，要求力度强，刺激性大。操作时要求点压准确有力，逐渐用力下点，用力要由轻到重，使刺激量充分到达肌肉组织的深层，让患者有酸、麻、重、胀、走窜等感觉，持续数秒钟，逐渐放松，一点一松，如此反复操作。

注意事项

用力不可过猛，忌滑动，应持续有力，力量调节幅度大。老年体弱或年龄较小的患者，力度须适宜。

本法常与按法配合使用，称为点按法。

3. 揉法

揉法是指以手指螺纹面按于手部穴区上，腕部放松，以肘部为支点，前臂做主动摆动，带动腕部和掌指做轻柔和缓的旋转揉动，将力通过手指到达穴区部位。常用揉法有中指揉和拇指揉两种。揉法可用于表浅或开阔的穴区上，能起到调整补益的作用。可用于慢性疾病、虚证、劳损等病症的辅助治疗及养生保健，局部肿痛也可用，是针对老年人和婴幼儿患者的常用按摩法。

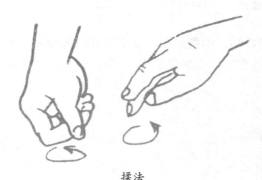

揉法

操作要领

动作要轻柔、和缓、协调而有节律，频率为每分钟120～160次，持续时间宜长。按逆时针方向揉动则补中有泻，按顺时针揉动则纯属补法。宜随症选择。

本法常与按法结合使用，称为按揉法。

4. 推法

这是手部按摩中最常用的方法。

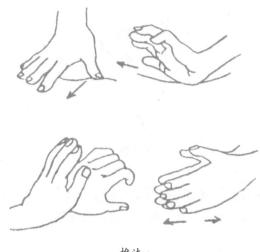

推法

操作要领

　　如果用拇指指端或指腹着力于手部一定的部位上进行单方向的直线推动称指推法，要贴紧体表，用力要稳，速度要缓慢均匀，大约每分钟 200 次，多配合适量的介质，可用于手部各线状穴区。如果用双手拇指以某线状穴区的中点向两侧分推，称为分推法；如果用两手拇指指端或螺纹面自某线状穴区两端向中间推动合拢，称为合推法，又称"合法"；用多指及掌根、大小鱼际侧按指推法操作，统称为推法。推法运用于手部纵向长线实施，也可沿指向各侧施行。推法操作一段时间后转为擦法，可用于慢性疾病、劳损性疼痛、酸痛、虚寒证的辅助治疗及养生保健等。

注意事项

　　操作时，要求指掌紧贴在施术部位上，用力稳健，速度缓慢均匀。注意在同一层次上的推动。推法一般是按手部骨骼走向施行，这样用力可大可小，调节自如。

5. 掐法

掐法是指用手指顶端甲缘重刺激手部特定穴区。一般多用拇指顶端及桡侧甲缘施力，先对准刺激点，再将力量集中于拇指顶端掐压。

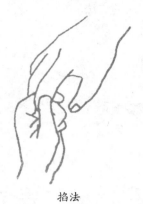

掐法

掐法刺激力最强，多用于掌指关节结合部及掌骨间缝部位。此法适用于急性疾病、痛证、重症、癫狂发作、神经衰弱等。

掐法是一种强刺激手法，掐前要取准刺激点。掐法操作要逐渐用力，加大力度，至深透引起强反应时为止。掐至最深度时要维持半分钟，松后按揉局部半分钟，然后再进行一次操作。也可以快节奏掐动，掐动时间要短。

为了避免掐伤皮肤，可在重掐部位上覆盖一层薄布。掐后轻揉局部，以缓解不适之感。操作时切忌滑动，以防掐破皮肤。

本法常与按法、揉法及捻法结合或交替使用。

6. 捻法

用拇指、食指螺纹面相对成钳状，夹住手部一定的部位，一般是单指或两指相对做搓揉动作，称为捻法。

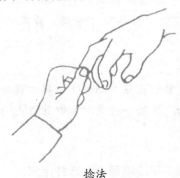

捻法

适用范围

捻法有活血、通络、止痛作用，主要用于手指各部大小关节处，可用于慢性疾病、局部不适等病症的辅助治疗及保健等。

操作要领

捻法如果作用于丰厚宽大的部位，需降低频率、增加一定力度，则可变成对指揉。所以，捻法既强调频率和作用部位，又要轻而不浮、重而不滞。

7. 摇法

摇法也称摇转法，是指按摩者一手握住患者手部近端并固定，一手夹住远端，使手指、指关节、手腕部关节做被动均匀的环形摇转动作。

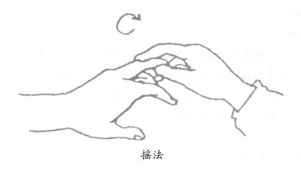

摇法

适用范围

摇法可以起到放松调理、灵活关节的作用。此法应用于手指指关节、手腕部关节部位，有保持并增强关节灵活性、防衰抗病的功能。慢性疾病、老年性疾病、局部疼痛等疾病的辅助治疗，以及手部保健都适用。

操作要领

摇法一般为双手操作，一手固定，一手操作，这样能更好地达到操作方便自然、安全可靠的目的。操作中切忌突然单向用力。摇转幅度不可过大，要符合生理要求，以防损伤关节。为保护手部各关节，在摇转前宜先用拨法、捻法放松关节，再施行摇法操作，这样有利于提高治疗效果。

8. 拨法

拨法是指按摩者一手固定于患者手部相应关节一端，一手牵拉另一端，做拉伸、牵引动作。拨法主要用于手指关节、手腕部关节。

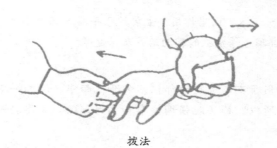

拔法

适用范围

此法旨在放松关节，增加、改善关节活动范围，具有保健强身、延缓衰老的作用。拔法适用于手指关节、掌指关节及腕关节的局部病症，老年人强身保健均可运用。

操作要领

拔法操作要求两手用力要适度，速度要均匀，动作灵活和谐，不可强拉硬牵，沿关节连接纵轴线操作，不可偏斜发力，以免损伤关节或韧带。拔法不要强求关节间有弹响声，以免带来不良后果。

此法多与捻法、揉法等配合使用。

9. 擦法

将单指或者大小鱼际及掌根部附着于手的一定部位上，紧贴皮肤进行往复快速的直线运动为擦法。

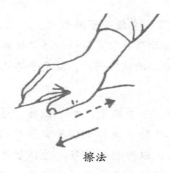

擦法

适用范围

擦法有很好的行气活血、通络散寒、养生补益的作用。坚持手掌部擦法，能起到补精益髓、防病抗病、延年防衰的效果。擦法适用于手掌、手指部，顺骨骼走向，特别是手掌心部操作运用。凡慢性疾病、虚寒证、精神性疾病的辅助治疗及强身健体均可运用。

　　操作时，腕关节应自然伸直，前臂与手近于水平，指擦的指端可微微下按。以肩关节为支点，上臂主动带动指掌做往返直线运动，指擦时可视具体情况而定。擦法一定要着力，要轻而不浮、节奏迅速才能达到效果。要着力不滞，迅速往返，以出现温热感为佳。

　　擦法可以与多种手法配合应用。

　　10. 摩法

　　以手掌面或食指、中指、无名指螺纹面附于手部一定的穴区上，以腕关节连同臂部摆动，在掌部穴区上做顺时针或逆时针方向的环形擦动称为摩法。摩法可做重手法之后的放松调整之用。

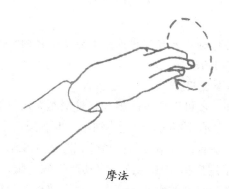

摩法

　　摩法与擦法有异曲同工之妙，也可以起到温经通络、行气活血的功效。摩法适用于手部相对开阔的部位。凡老年性疾病、慢性疾病、虚证、寒证等均可应用。

　　摩法同研墨一样，围绕环自中心向周围逐渐放大，然后再回收，使中心及周围有温热感为佳。要求动作轻缓，速度均匀、协调，频率要快，也可以逐渐增加一些力度，以无碍频率为宜。摩法操作时要持续、均匀、迅速，不应重滞不均或者浮而不实，以免达不到治疗效果。

　　11. 拿法

　　拿法是指用大拇指、食指、中指，或用大拇指和其他四指相对用力，在手部一定的部位和穴位上进行有节律性的提捏。

拿法适用于手部各穴区，可用于一切病症。

操作要领

操作时，用力要由轻到重，不可突然用力。动作要和缓而有连贯性。操作要持续，否则将影响治疗效果。

12. 捏法

捏法常用于手部，常用三指捏。三指捏是指用大拇指、食指、中指夹住手部某一部位的两个穴位，相对用力挤压的方法。

适用范围

捏法适用于手部各穴区，在手背部最为常用。此法可用于急症、痛证、重症等。

操作要领

在做相对挤压动作时，要有节律性，用力要由轻到重，逐渐加大，而且力度要均匀，不可用力过猛。

本法常与拿法结合使用。

除了以上方法外，还可以在手部第二掌骨桡侧面穴位群的某些特定穴位上进行按揉刺激，以治疗疾病。应用本法治疗时，患者手部肌肉要放松，虎口朝上，手呈握空拳状，食指尖与拇指尖相距约3厘米。按摩者一手托住患者的手，另一手用拇指按压穴位，使其产生酸、胀、重、麻等感觉，按时要略带揉的动作，每分钟大约150次，每次按揉3分钟。也可先用火柴棒按压，找到敏感痛点再按揉治疗。操作前要选准穴位，操作中手法要柔和，压力宜垂直深透，避免损伤皮肤。

手部针刺法

操作要领

患者的手自然微屈，然后进行常规消毒，用1寸毫针，利用一定的手法刺激。针刺手背穴位时，向手掌面直刺，刺入靠近骨膜处，但不刺入骨膜。针刺手掌穴位时，从手掌向手背直刺，进针深度一般为0.3～0.5寸。

注意事项

术前取穴尽量准确，可遵《黄帝内经·灵枢》之旨，左病取右，右病取左，两侧病痛同时取两手。取穴要少而精，一般每次只取1～2穴。手法可重些。

手部经穴、奇穴针刺也可参照此法或参考专业针灸书的一般要求。

手部药疗法

手部药疗属于药物外治法的局部用药。根据用药方法的不同，又可以分为手部熏洗法（或称手浴法）、手部握药法和手穴贴敷法等三种。

◆ 手疗的实用性

手疗的相关要求

应用手疗治病，必须具备一定条件，符合相关的要求，否则，非但不能获得良好的治疗效果，还有可能带来不良后果。因此，下列事项必须注意。

手疗环境一定要宽敞明亮、空气流通。若是炎热夏日，注意通风，但不能对着风扇吹冷风；若在冬日，要注意防寒保暖，以防冻伤。严禁在室内抽烟或因其他原因造成屋内空气混浊。

手疗之前要清洁双手，修剪指甲。

（1）在浴后、饥饿、暴饮暴食以及极度疲劳状态下，不宜按摩或针刺，最好休息 15 分钟之后再进行手疗；剧烈的体育运动之后，需要休息半小时。

（2）治疗中如出现一些反应，应及时处理。治疗后半小时内应喝 300～500 毫升的温开水，若是严重的肾脏病及心力衰竭、水肿患者，喝水不能超过 150 毫升。

（3）老年人骨骼一般会变脆，且关节僵硬，儿童的皮肉娇嫩，因此在具体施疗时，手法要灵活，力度要适当。

（4）选穴要准确。

（5）时间以每次 15～30 分钟为宜，每穴 3～5 分钟。自我保健者要注意循序渐进，并严格遵守操作要求。

（6）严重病症应以药物和其他疗法为主，手疗为辅。

（7）若患者手部有坏疽、感染或化脓，禁用本疗法。

（8）患者需要有信心、恒心和耐心，才能取得较好的疗效。

（9）手法要熟练，施术要柔和，用力要深透。

（10）急性病可每天治疗 1～2 次；慢性病最好每天或隔天一次，5～10 次为 1 个疗程。手疗所用的按摩、针刺、药疗三种方法可配合使用，也可单独使用。

手疗的优点

手疗既能辅助治疗疾病，又能养生保健。较之其他健康手段，手疗有着其自身的突出特点。

（1）简单易掌握。一般的疗法需要复杂尖端的医疗器械和深厚的医学功底，但手疗法不要求这些。仅凭双手和一些简单的针具，或一些中草药，就能轻松地学会并应用。对于普通家庭来说，特别适用。

（2）治疗范围广。不管是慢性疾病还是急性疾病，在临床各科，本疗法都能适应。其治疗范围涉及内科、妇科、儿科、男科、外科、皮肤科、眼科、耳鼻喉科的各种常见性疾病和部分疑难杂症。

（3）符合科学性。着眼于手部，以外治内，以局部养整体，手法灵活，因病而异，既符合古中医的理论基础，又吸收了现代医学的精华，是治疗疾病和养生保健的一条新途径。

（4）治疗效果好。临床实践证明，只要坚持使用，不管是急性病还是慢性病，都可以收到令人惊讶的效果。

（5）医疗成本低。无须借助外界的很多化学药品和医疗器械，只要双手和简单的针具、草药即可。取材方便、成本低廉，既大大减轻了患者的医疗负担，又节约了药材资源。

（6）没有副作用。不必担心不良反应，其自然的治疗手法不会带来被污染的东西。随时可以治疗，也可以根据病情随时停止，且是自我诊治，不需要找专业医师。

手疗的适用范围

每一种疗法都有其适用范围，手疗也不例外。手疗适应证范围广泛，临床各科常见疾病和部分疑难杂症都可做到辅助治疗。

内科疾病

感冒、头痛、偏头痛、三叉神经痛、中暑、发热、支气管炎、支气管哮喘、肺结核、高血压、低血压、冠心病、心律失常、脑动脉硬化、眩晕、贫血、神经衰弱、失眠、脑血管意外后遗症、胆囊炎、胆石症、关节炎、糖尿病、肥胖症、胃痉挛、胃及十二指肠溃疡、胃下垂、急慢性胃炎、胃肠神经官能症、急慢性肠炎、急性胃肠炎、痢疾、膈肌痉挛、自主神经失调症、肾小球肾炎、尿失禁、尿路感染、癫痫、老年痴呆症、昏迷、休克、酒醉、食欲不振、疟疾、腹胀、便秘、晕车、晕船等。

妇科疾病

月经不调、痛经、闭经、崩漏、胎位不正、妊娠恶阻、产后缺乳、产后失血、更年期综合征、盆腔炎、子宫脱垂、女性不孕症、经前期综合征等。

儿科疾病

小儿感冒、小儿高热、小儿麻疹、水痘、小儿咳嗽、小儿哮喘、小儿积滞、小儿厌食症、小儿吐乳、小儿呕吐、小儿腹泻、小儿遗尿、小儿腹痛、小儿细菌性痢疾、小儿疳积、流行性腮腺炎、小儿肝炎、流行性乙型脑炎、小儿夜啼、小儿麻痹后遗症、小儿疝气、小儿便秘、小儿脱肛、小儿癫症、小儿硬肿症等。

男科疾病

前列腺炎、阳痿、遗精、早泄等。

外科疾病

落枕、颈椎病、腰椎间盘突出症、腰扭伤、肩周关节炎、骨质疏松症、梨状肌综合征、狭窄性腱鞘炎、乳腺炎、乳腺小叶增生、痔疮等。

皮肤科疾病

痤疮、湿疹、荨麻疹、带状疱疹、神经性皮炎、银屑病、脱发、白发等。

眼科疾病

睑腺炎、结膜炎、青光眼、白内障、近视、远视、视疲劳、视神经萎缩、角膜炎等。

耳鼻喉科疾病

耳鸣、耳聋、内耳性眩晕、化脓性中耳炎、鼻出血、鼻炎、过敏性鼻炎、鼻窦炎、扁桃体炎、咽炎、慢性喉炎、咽喉炎、牙痛、声音嘶哑、口腔炎等。

虽然手疗范围很广，疗效好且没有副作用，但仍有其局限性，对于有些病症它是不宜使用的。为了避免发生不必要的医疗事故或延误患者的治疗，下列病症应当禁用或慎用：

某些外科疾病，如急性腹膜炎、肠穿孔、急性阑尾炎、骨折、关节脱位等；各种急性传染病，如伤寒、霍乱、流脑、乙脑、肝炎、结核、梅毒、淋病、艾滋病等；急性中毒，如食物中毒、药物中毒、煤气中毒、酒精中毒、毒蛇咬伤、狂犬咬伤等；各种骨关节核、骨髓炎、骨肿瘤等；急性高热病症，如败血症等；血液疾病及心脏出血性疾病，如脑出血、上消化道出血、胃出血、子宫出血、内脏出血等；急性脏器功能衰竭，如心、肾、呼吸系统衰竭等；精神性疾病；严重的皮肤溃烂、出血及传染性皮肤病；严重的心脏病、高血压及其他严重疾病，如脑、肝、肾等疾患。

另外，妇女月经期及妊娠期或产后恶露未净时也不宜使用手疗。

上述情况，大多表示病情危重、病势急迫，因此，救治时机极为重要。而且，在体质较弱的情况下，接受手疗极易出现不良后果。

对上述禁忌证，并不是完全杜绝手疗，只是在关键时刻应该采取药物、手术等综合治疗措施，待病情趋于缓解和稳定后，在病情的康复期，以手疗进行配合治疗，相信效果会更好。

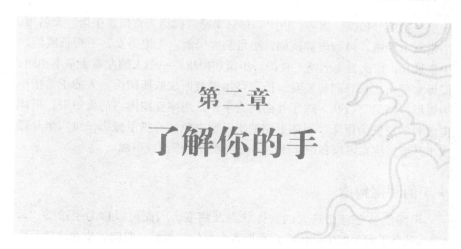

第二章
了解你的手

手的结构

◆ 手的生理形态

手可分为腕部、手掌、手背和手指四个部位。

腕部为胳膊下端与手掌相连的部分。腕部分腕前区和腕后区。腕前区与手指之间的部分称为手掌。手掌中央的凹陷称掌心，其内外两侧呈鱼腹状的隆起部分分别称大鱼际和小鱼际。手指和腕后区之间的部分称为手背。

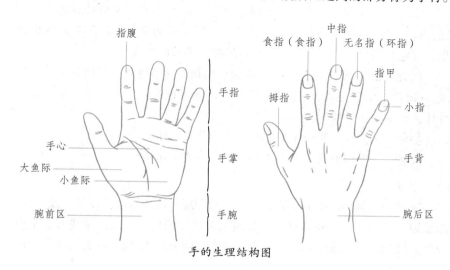

手的生理结构图

手指可分指腹、指尖、指甲。每只手都有拇指、食指、中指、无名指、小指五个手指。拇指侧称桡侧，小指侧称尺侧。无论男女，手指长度均以中指最长，依次为无名指、食指、小指和拇指。一个人的左右手基本相同，但男女手指之长有明显差异。指甲是指端背面皮肤所衍生。人的正常指甲为弧形，略呈平板状。露于外面的为甲体，隐藏在皮肉内的为甲根。甲体覆盖着的皮肤为甲床。甲体近侧的半月形白色区称指甲弧影，也叫半月弧或半月痕。绕在甲根和甲体周边的皮肤皱襞称甲沟或甲廓。

◆ 手的解剖构造

手部能够全息反映人的整体状态及病变，因此可以称为手诊的"母本"。只有了解手的生理构造，掌握各个部位的骨骼、肌肉、皮肤纹理及色泽等特点，才能为准确的手诊打下坚实的基础。

骨骼

手部骨骼可分为腕骨、掌骨、指骨、桡骨和尺骨。

腕骨。腕部骨骼属于短骨，以两排排列，共8块。近侧由桡骨侧向尺骨侧排列，依次为手舟骨、月骨、三角骨和豌豆骨。远侧排列为大多角骨、小多角骨、头状骨和钩骨。这些腕骨构成掌面的腕骨沟，各骨相邻的关节面形成腕骨间关节。手舟骨、月骨、三角骨近端形成椭圆形的关节面，与桡骨腕关节面及尺骨下端的关节盘构成桡腕关节。腕骨的灵活程度和大脑的灵敏程度成正比。

掌骨。共5块，由桡侧向尺侧分别为第1~5掌骨，掌骨的近端为掌骨底，接腕骨；远端为掌骨头，接指骨；中间部分为掌骨体。第1掌骨短而粗，其底有鞍状关节面，与大多角骨的鞍状关节面相连。

指骨。指骨属于长骨，共有14块。拇指有两节指骨，其他各指有三节（近节指骨、中节指骨、远节指骨）。每节指骨的近端为指骨底，中间为指骨体，远端为指骨滑车。

桡骨。为前臂两骨位于外侧的一个，分成一体两端。

尺骨。为前臂两骨位于内侧的一个，分成一体两端。

手掌

手掌的解剖构造可分浅表层、中层和深层。浅表层包括皮肤、浅筋膜、深筋膜。其中浅筋膜较致密，深筋膜又分浅深两层。中层由掌浅弓、正中神经、尺神经的浅支、指浅屈肌腱、指深屈肌腱及蚓状肌构成。深层则由尺神经深支、掌深弓、骨间肌及掌骨构成。手掌的间隙是位于手掌中间深部的疏松组织间隙，分鱼际间隙和掌中间隙。掌中间隙由掌腱膜的桡骨侧缘向深部延伸，斜向尺骨侧附着于第三骨前缘。手掌肌肉由鱼际肌、拇短展肌、拇短屈肌、拇对掌肌、拇收肌、小鱼际肌、掌短肌、小指展肌、小指短屈肌、小指对掌肌、蚓状肌骨间肌及屈指肌腱所构成。

手背

手背皮肤比较薄，有毛孔和皮脂腺，富有弹性。因与浅筋膜结合疏松，所以容易移动。握拳时皮肤紧张，伸指时也不会显得过于松弛，因此很容易在外力作用下导致皮肤撕脱。手背的浅静脉比较丰富，手的血液回流以手背静脉为主。手背深筋膜同样可以分为浅、深两层。桡动脉的分支向手背动脉提供血液。

手指

手指解剖之后，也会呈现出浅层和深层。浅层主要是皮肤、浅筋膜、血管和神经。深层则包括指浅屈肌腱、指深屈肌腱、指肌腱、指腱鞘和指伸肌腱。每个手指都有两条指掌侧固有动脉和两条指背动脉。指掌侧固有动脉行于各指的两侧面偏掌侧，在内指端相合，其分支分布于手指骨、指关节、肌腱和皮肤。而指背动脉偏短小，仅仅达到近侧指关节，行于各指两侧面偏背侧。手指背侧分布着主要的手指静脉。

手部皮肤

人体所有的体表面积几乎都覆盖着皮肤，手部皮肤的感觉功能比其他任何皮肤区域都丰富。只有对它有一个科学的认识，才能发挥手在保持身体健康中的作用。

掌部皮肤。相比其他区域的皮肤，掌部皮肤最大的特点就是有汗腺、无汗毛。因为没有汗毛的干扰，所以掌心皮肤上的纹理更能完整地反映自身变化的状态。掌部皮肤的另外一个特点是它的温度略高于身体体表温度 $0.2 \sim 0.8℃$。通常，测量掌侧汗腺分泌量就以手掌皮肤湿度为指标。同时，手掌皮肤湿度还能体现人的情绪。

皮下血液循环。手掌部位拥有大量的生物电信息和非生物电信息，主要原因是手掌皮下血液循环和微循环极为丰富。手掌纹理是微循环控制的区域，由于供血和微循环调节的变化和影响，手掌皮下组织发生变化，这种变化可以影响细胞的分解代谢，导致手掌相应部位出现凸起或凹陷的症状。

末梢神经集中。手掌中集中着大量的末梢神经。丰富的末梢神经对掌纹的生成和变化有着巨大的作用。事实上，我们在生活中也可以发现，手在触摸冷热、涩滑等物体时显得极为敏感。

经络穴位集中。自古至今，许多医学著作都对手部的经络穴位有所记载。尽管记载的穴位数量不一，但其中的心经、小肠经、心包经、三焦经都以心脏为终点。此外，手上还有另外两条经络通过，这些观点已经得到证实。

手部经穴介绍

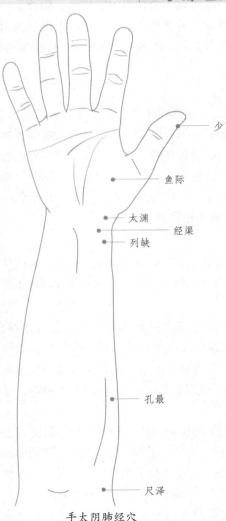

手太阴肺经穴

手部经脉包括手三阴（肺、心包、心）和手三阳（大肠、三焦、小肠）。各个经脉又包括若干个穴位，现将各个穴位的位置与功能介绍如下。

手太阴肺经穴

少商 位于手背拇指桡侧指甲角后约 0.1 寸。

主治：头昏脑涨、中风中暑、心烦癔症、扁桃体炎、咽喉肿痛、呕吐、休克、手指痉挛、气喘胸痛、外感热病等。

鱼际 位于拇指掌关节后内侧、太渊前 1 寸，赤白肉际凹陷处。

主治：咳嗽咯血、肺炎、肺结核、头晕目眩、乳房肿痛、痉挛失音等。

太渊 在掌侧桡骨与腕骨之间，腕横纹桡侧端凹陷处。

主治：胸痛咳嗽、哮喘肺痨、呕血呕吐、心悸、结膜炎、角膜炎、前臂神经痛、肋间神经痛、腕关节疼痛无力等。

经渠　位于太渊后 1 寸、桡动脉桡侧凹陷中。

主治：咽喉肿痛、哮喘、腕部疼痛无力、食管痉挛、小儿急性支气管炎、桡侧神经痛、掌中发热、胸和背痛等。

列缺　位于桡骨茎突上。

主治：偏正头痛、面部神经麻痹、口干舌燥、口眼㖞斜、三叉神经痛、半身不遂、腕部腱鞘炎、溺血、阴茎热痛等。

孔最　在手臂掌侧桡骨尺侧缘，腕后第一横节上 7 寸。

主治：咽喉疼痛、哮喘咯血、肘臂挛痛、痤疮、痔疮、身热无汗、肘关节炎等。

尺泽　位于肘部横纹中，肱二头肌肌腱桡侧缘。

主治：咳嗽、哮喘、咯血、潮热、胸部胀痛、咽喉肿痛、小儿惊风、吐泻等。

手少阴心经穴

少府　位于无名指和小指之间掌心内的一道横纹尺侧凹陷处。

主治：心律不齐、癔症、间歇热、手掌多汗、手指拘挛、上臂神经麻痹、前臂神经痛、小便不利、女性生殖器疾病等。

神门　位于掌侧腕横纹尺侧端凹陷处，豌豆骨桡侧。

主治：神经衰弱、心烦心痛、癔症癫狂、鼻炎、舌肌麻痹、心律不齐、心脏肥大、慢性泄泻、食欲不振、小儿惊风、糖尿病等。

阴郄　位于腕横纹上 0.5 寸处，尺侧腕屈肌的桡侧。

主治：心悸、心痛、骨蒸盗汗、吐血、鼻出血、暴喑等。

通里　位于掌侧前臂尺侧，腕横纹上约 1 寸，神门之上。

主治：头晕目眩、扁桃体炎、神经衰弱、盗汗、癔症、急性舌骨肌麻

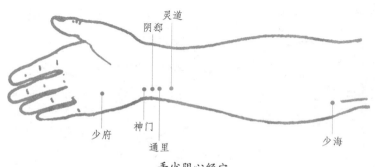

手少阴心经穴

痹、上肢痉挛、手臂手指酸痛等。

灵道　在神门后约 1.5 寸，两筋间深凹处。

主治：肘关节炎、肘部神经痛、尺神经麻痹、喉咙干哑、神昏、失眠、悲恐不安、手痒、肘臂挛痛等。

少海　位于肘关节内侧（尺侧）横纹头凹陷处。

主治：肺结核、胸膜炎、淋巴结炎、手指厥冷、牙痛、头晕目眩、尺神经痛、肋间神经痛、颜面神经痛、腋下肿痛、肘部痉挛、手臂无法抬举、健忘失忆、精神分裂等。

手厥阴心包经穴

中冲　位于中指末节尖端中央。

主治：心痛、心烦、热病无汗、舌强肿痛、吐泻、慢惊风、小儿夜啼、掌中热等。

劳宫　位于中指和无名指之间，掌心内第一道横纹的凹陷中。

主治：胸膜炎、吞咽困难、口腔炎、胸肋胀痛、胃痛、癫痫、癔症、热病无汗、中风、昏迷、手癣、痔疮、口臭、风火牙痛、多梦、大小便带血等。

大陵　位于掌侧腕横纹中点两筋间的凹陷处。

主治：头痛失眠、心脏病、扁桃体炎、肋间神经痛、胸肋胀痛、胃痛、呕吐、癫痫、癔症、手臂挛痛、怔忪多梦、喜怒无常、腕关节疼痛等。

内关　位于大陵后 2 寸，两筋之间，扬掌握拳腕部显出浅沟凹陷处。

主治：心脏内外膜炎、心肌炎、心绞痛、无脉症、胃痛、胃溃疡、呕吐、胸肋胀闷、昏迷、眩晕、失眠、疟疾、中暑、癫痫、精神病、急性肠胃炎、神经衰弱、小儿惊风、偏瘫、产后血晕、抑郁症等。

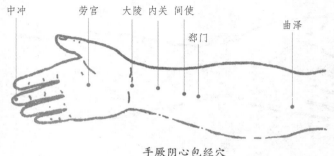

手厥阴心包经穴

间使　位于大陵后 3 寸的两筋之间。

主治：咽喉炎、心肌炎、胃炎、脑卒中、昏迷、癔症、癫痫、疟疾、小儿惊风、月经不调、子宫内膜炎、小儿夜惊、精神分裂症、肘臂挛痛等。

郄门　位于腕横纹上 5 寸处。

主治：心痛、心悸、呕血、痔疮等。

曲泽　位于肘窝横纹中央，大筋（肱二头肌缝）内侧凹陷处。

主治：肩、肘、肱、臂等处肌痉挛，尺骨神经痛、牙龈炎、耳聋、下腹病、精神分裂、颈项强痛、小便短赤、上肢震颤、瘫痪等。

手阳明大肠经穴

商阳　位于食指桡侧，距指甲角 0.1 寸。

主治：头昏、哮喘、热病、耳鸣、下齿痛、咽喉肿痛、腹痛、吐泻、热病无汗、桡神经麻痹、腮腺肿痛、口腔炎等。

二间　位于第二掌指关节前，横纹头赤白肉际凹陷处。

主治：口眼㖞斜、咽喉肿痛、腮肿、积食、齿痛、肩背神经痛、目黄、嗜睡、浑身酸痛等。

三间　微握拳，在食指掌指关节后，桡侧凹陷处。

主治：耳鸣、齿痛、手背红肿、手指拘挛、上肢瘫痪、肩背神经痛、眼部痒痛、腹泻、肠鸣腹胀等。

合谷　位于手背第一、二掌骨（拇指和食指间）的中间点，大约在第二掌骨中心处。

主治：目赤肿痛、鼻病、咽喉肿痛、牙关紧闭、热病无汗、多汗、指挛臂痛、耳聋目眩、感冒咳嗽、痢疾、手指麻木、闭经、滞产、腹痛、便秘、小儿惊风等。

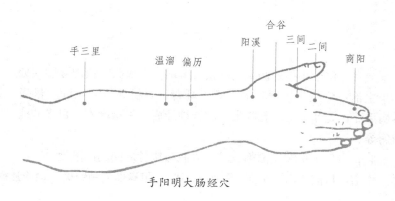

手阳明大肠经穴

阳溪　位于手腕上侧腕横纹两筋间深凹处。拇指跷起，凹陷明显。

主治：食管痉挛、腕部腱鞘炎、臂痛、腕痛无力、半身不遂、癔症、热病心烦、癫狂等。

偏历　位于阳溪上 3 寸，桡骨外侧凹陷中。

主治：耳鸣、牙痛、口眼㖞斜、面神经麻痹、腕部腱鞘炎、上肢酸痛、瘫痪等。

温溜　位于阳溪上（虎口向上）5 寸，桡骨外侧凹陷处。

主治：口腔炎、面肿、上肢酸痛、瘫痪、癫狂等。

手三里　位于曲池下 2 寸的筋肉之间。

主治：齿痛颊肿、颌痛、胃痛、腹痛、腹泻、高血压、腰背痛、肘臂神经麻痹、半身不遂、面神经麻痹、上肢麻痹酸痛、瘫痪、乳腺炎等。

手太阳小肠经穴

少泽　位于手背小指指甲角尺侧后，距指甲 0.1 寸。

主治：热病、寒热、脑卒中、昏迷、咽喉肿痛、鼻出血、疟疾、心脏肥大、前臂神经痛、颈项神经痛、肋间神经痛、乳汁不足、乳腺炎、精神分裂等。

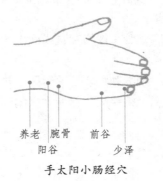

养老　腕骨　前谷
阳谷　　　少泽

手太阳小肠经穴

前谷　位于小指外侧第五掌指关节前，横纹头赤白肉际凹陷处。

主治：疟疾、颈项强痛、耳鸣耳聋、扁桃体炎、颊肿、目痛、鼻塞、热病无汗、乳汁不足、乳腺炎、前臂神经痛、手指麻木、目赤肿痛、消渴、癫痫等。

腕骨　位于手掌尺侧第五掌骨骨底与钩骨之间的凹陷处。

主治：目流冷泪、头痛、耳鸣、呕吐、胆囊炎、颊颌炎、颈项强痛、手肿、五指挛痛、肘及五指关节炎、尺神经麻痹、臂痛、上肢瘫痪、消渴、小儿惊风、痔疮等。

阳谷　位于手腕横纹尺侧端，尺骨茎突与三角骨之间凹陷处。

主治：目赤肿痛、颈颌肿痛、口腔炎、牙龈炎、小儿抽搐、手腕及臂酸痛、热病无汗、癫痫、疥疮等。

养老　屈肘，掌心向胸，在尺骨小头的桡侧骨缝中。

主治：目视不明、口舌生疮、白内障、落枕、肩臂神经痉挛及麻痹、手腕酸痛、上肢无力、急性腰痛、小便短赤等。

手少阳三焦经穴

关冲　在手背无名指尺侧指甲角后，指甲角0.1寸。

主治：头痛、目赤、目翳、热病、腹痛、吐泻、咽喉肿痛、中暑、昏迷、口干舌燥、心烦、前肘臂神经痛、五指痛、脑卒中、耳鸣、耳聋等。

液门　在手背无名指掌指关节前凹陷中，握拳便可看见。

主治：贫血性头痛、眩晕、耳鸣、耳聋、咽喉炎、牙龈炎、目赤肿痛、疟疾、手指红肿痒痛、手指拘挛、前臂痉挛及麻痹、偏头痛、吐舌咬伤等。

外关　位于手背腕横纹上2寸的尺骨与桡骨之间，与内关相对。

主治：感冒、热病、头痛、耳鸣、耳聋、目赤、目痛、颈项强痛、肋部神经痛、肩肘背疼痛、手颤、趾节痛、足内踝肿痛等。

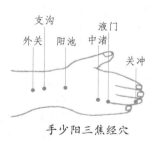

手少阳三焦经穴

中渚　在液门后1.5寸，握拳，位于第四、五掌骨小头后缘之间的凹陷处。

主治：头痛、眩晕、耳鸣、耳聋、咽喉肿痛、疟疾、热病无汗、肘臂痛、手指拘挛、手肿痒痛、偏头痛、目赤肿痛等。

阳池　腕背横纹正中凹陷处。

主治：感冒、疟疾、体虚、风湿病、上肢关节炎、扁桃体炎、上肢肿痛、手背肿痛、肩背痛、手指麻木、子宫前屈或后屈等。

支沟　位于腕背横纹上3寸，桡骨与尺骨之间的凹陷处。

主治：耳鸣、耳聋、热病无汗、口噤不开、呕吐、心痛、胸膜炎、胸肋胀痛、上肢酸痛、肩背酸痛、产后血晕、瘫痪、便秘等。

◆手部经外奇穴的定位与主治

《手足按摩治百病》记载，手部不仅有重要的经穴，还有许多经外奇穴分布其上，包括手掌侧21个穴，手背侧25个穴。

手掌侧奇穴

风齿痛（又名牙风痛）　在掌长肌肌腱与桡骨侧腕屈肌肌腱之间，腕横纹

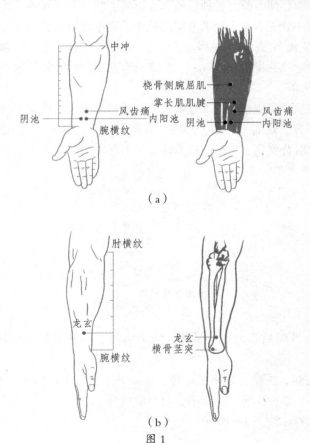

（a）

（b）

图 1

上 2.5 寸［图 1（a）］。

主治：风火牙痛、疔疮肿痛及筋臂、腕关节疼痛。

龙玄　位于前臂远端桡骨侧，桡骨茎突上方的静脉处，腕横纹上 2 寸［图 1（b）］。

主治：下牙痛、口眼㖞斜、手痹风邪。

内阳池　在掌长肌肌腱与桡骨侧腕屈肌肌腱之间，腕横纹上 1 寸，内关与大陵穴连线的中点［图 1（a）］。

主治：鹅掌风、口疮、口臭、心痛、心悸、胃痛、呕吐。

阳池　在桡骨侧腕屈肌肌腱桡骨侧缘，腕横纹上 1 寸处（图 1）。

主治：咯血、咽喉肿痛、声音嘶哑。

掌山　在掌根处，第一掌骨基底部与舟骨之间凹陷中赤白肉际处（见图 2）。

主治：疟疾、痰涎壅盛。

板门　在第一掌指关节后方、鱼际穴尺侧 1 寸处（图 2）。

主治：气短、气急、牙齿疼痛、咽喉肿痛。

小天心　位于手掌侧，大、小鱼际交接处之中点处（图 2）。

主治：惊风握拳、抽搐、斜视、高热、神志不清。

天心　位于手掌部，第四掌骨基底前方（图 2）。

主治：惊风、口眼㖞斜。

手心　在第三掌骨根部与腕横纹中点连线的中点处，即在掌心正中（图 2）。

主治：黄疸、百日咳、疳积、口疮、高血压病、癫痫、手指麻木。

旁劳宫　位于手掌第二、三掌骨基底部结合处前缘凹陷处（图 2）。

主治：咽喉肿痛。

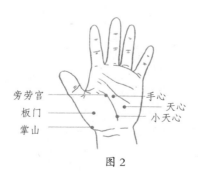

图 2

洼夏 位于手掌第二掌骨中点之桡骨侧缘（图3）。

主治：洼复（俗称"舒复"）、虚损病症。

中平 位于手掌部，中指根与掌相接处之横纹中央（图3）。

主治：口腔炎。

凤关 位于手掌侧，食指近端指关节横纹中点处（图3）。

主治：小儿惊风。

凤眼 位于大拇指桡骨侧，指关节横纹桡骨侧端赤白肉际处（图3）。

主治：小儿雀目、五指不能屈伸。

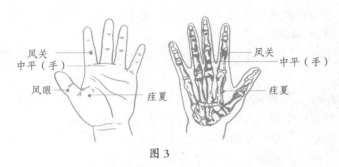

图 3

四横纹 位于手掌指侧缘，第二、三、四、五指指根与掌相接之横纹中央（图4）。

主治：手指麻木、疼痛、痈疔、热证、呕吐、腹痛。

四缝 在手掌第二、三、四、五指近端指关节横纹中点处（图4）。

主治：小儿疳积、百日咳、小儿腹泻、咳嗽、气喘。

灸癜风 位于手掌侧，中指远端指关节横纹中点稍前方（图4）。

主治：白癜风。

鬼当 位于手掌大拇指关节横纹尺侧端赤白肉际处（图5）。

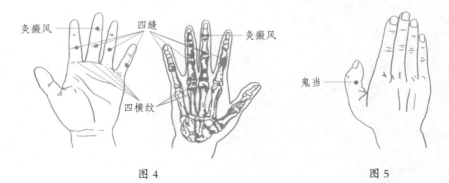

图 4　　　　　　　　　　　　　　　图 5

主治：雀目、小儿泄泻、腹痛、呕吐、目赤肿痛、目翳、咽喉肿痛。

鬼信　位于大拇指尖端，距指甲 0.3 寸处（图 6）。

主治：水肿。

小指尖　位于手小指尖端处（图 6）。

主治：黄疸、消渴、百日咳、疝气。

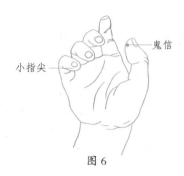

图 6

十宣　位于十指尖端中央，距指甲游离缘 0.1 寸处（图 7）。

主治：脑卒中昏迷、晕厥、中暑、热病、小儿惊厥、咽喉肿痛、指
端麻木。

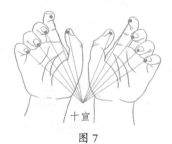

图 7

手背部奇穴

寸平　位于前臂伸侧，大肠经与三焦经之间，腕
背横纹上 1 寸处（图 8）。

主治：休克、晕脱症、心痛。

手踝　位于手腕背侧，桡骨结节之高点处（图 8）。

主治：上下齿痛、腕关节疼痛、指挛。

中泉　位于腕背横纹上，指总伸肌肌腱桡骨侧
凹陷中（图 9）。

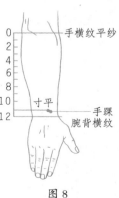

图 8

41

主治：胸胁胀满、咳嗽、气喘、胃脘疼痛、心痛、唾血、目翳、掌中热、腹胀、腹痛。

一窝风　位于手腕背横纹上，直对中指处（图9）。

主治：腹痛、泄泻及急、慢性惊风。

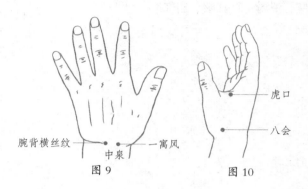

腕背横丝纹 ——— · ·——— 一窝风
中泉

图9　　　　　　　图10

虎口

八会

八会　位于手背桡骨侧，阳溪穴至大拇指下0.5寸处（图10）。

主治：癫狂、白内障、近视、脑卒中、高血压、卵巢疾病。

虎口（大都）　大拇指、食指分开于指蹼缘中点上方赤白肉际处（图10）。

主治：头痛、眩晕、牙痛、烦热、急性扁桃体炎、乳痈、心痛、失眠。

威灵、精灵（腰痛穴）　威灵位于第二、三掌骨基底结合部前缘，指总伸肌肌腱桡骨侧凹陷中；精灵位于第四、五掌骨基底结合部前缘，指总伸肌肌腱尺侧凹陷中（图11）。

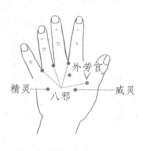

精灵 ——— 八邪 ——— 威灵
外劳宫

图11

主治：急性腰扭伤、头痛、昏迷、痰壅气促、小儿急慢惊风、手背红肿疼痛。

外劳宫（落枕穴）　位于手背第二、三掌骨间，掌指关节后0.5寸许凹陷中（图11）。

主治：落枕、手背红肿疼痛、手指麻木、五指不能屈伸、小儿脐风、消化不良。

八邪　位于手背一至五指间缝纹端处（图11）。

主治：手背肿痛、手指麻木、头项强痛、目赤肿痛、齿痛、咽喉肿痛、烦热、毒蛇咬伤。

上都　微握拳，在手背第二、三掌骨小头高点之间凹陷中（图12）。

主治：手臂红肿疼痛及手指麻木。

中都　微握拳，在第三、四掌骨小头高点之间凹陷中（图12）。

主治：手臂红肿及手指麻木。

下都　微握拳，在第四、五掌骨小头高点之间凹陷中（图 12）。

主治：手臂肿痛及头痛、眩晕、目赤肿痛、肘臂部痉挛或麻痹、咽喉肿痛、齿痛。

拳尖　在手背第三掌骨小头高点处（图 12）。

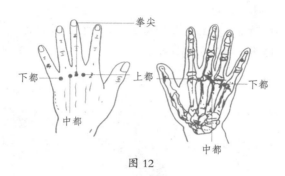

图 12

主治：白癜风、赘疣、目赤肿痛、目翳、小儿热毒气盛眼睛痛。

大骨空　位于手背，大拇指指关节横纹中点处（图 13）。

主治：一切目疾、呕吐、腹泻、衄血。

中魁　握拳，在中指背侧近端指关节横纹中点处（图 13）。

主治：呃逆、呕吐、胃痛、噎膈、牙痛、鼻衄、白癜风。

小骨空　握拳，在小指背侧近端指关节横纹中点处（图 13）。

主治：目赤肿痛，咽喉肿痛，指关节疼痛。

五虎　握拳，位于手背第二、四掌骨小头高点处（图 14）。

主治：手指拘挛、麻木。

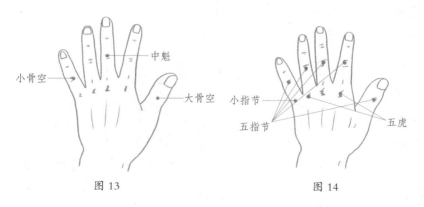

图 13　　　　　　　　　　　　　　图 14

小指节 握拳，位于手背第五掌骨小头高点处（图14）。

主治：胃病。

五指节 位于手五指背侧，近端指关节横纹中点处（图14）。

主治：腹痛、呼吸困难。

老商 位于拇指尺骨侧指甲角旁约0.1寸处（图15）。

主治：感冒、咳嗽、咽喉肿痛。

中商 位于拇指背侧正中线，指甲根后0.1寸处（图15）。

主治：感冒、咳嗽、咽喉肿痛。

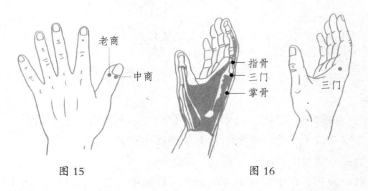

图15   图16

三门 位于第二掌指关节桡骨侧凹陷中（图16）。

主治：多发性疖肿。

一扇门 位于手背第二、三掌指关节间，威灵穴前3寸处（图17）。

主治：热病汗不出、目疾、疥疮。

二扇门 位于手背第四、五掌指关节前，精灵穴前3寸处（图17）。

主治：热病汗不出、目疾、疥疮。

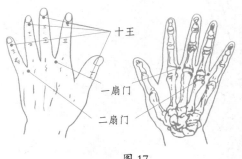

图17

十宣　位于手背各指甲根部中点向后 0.1 寸处（图17）。

主治：中暑、霍乱、感冒、热病。

◆手针穴的定位与主治

《手足按摩治百病》记载：手部还有手针穴，即手掌侧新穴 19 个穴，手背侧新穴 28 个穴。

手掌侧新穴

胃肠点　位于劳宫穴与大陵穴连线中点处。

主治：急、慢性胃肠炎及溃疡病、消化不良、胆道蛔虫症。

喘点　位于手掌食指掌指关节尺侧处。

主治：支气管炎、哮喘、神经性头痛、胸痛。

肾点（夜尿点）　位于掌面远端，小指远端关节横纹中点处（图18）。

主治：遗尿、尿频。

足跟点　位于大陵穴与胃肠点连线之中点处（图18）。

主治：足跟痛。

疟疾点　位于第一掌骨基底部与大多角骨之间的骨缝中，大鱼际侧缘赤白肉际处（图18）。

主治：寒热往来、疟疾。

扁桃体点　位于第一掌骨中点尺侧掌面处（图18）。

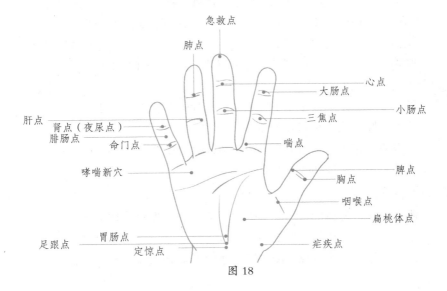

图 18

主治：扁桃体炎及急、慢性咽喉炎。

急救点　位于中指尖距指甲游离缘2分处（图18）。

主治：昏迷、中暑。

定惊点　位于手掌大、小鱼际交接处（图18）。

主治：小儿惊风、高热、痉证。

脾点　位于掌面拇指指关节横纹中点处（图18）。

主治：腹痛、腹胀、消化不良、腹泻、水肿。

小肠点　位于手掌，第二指近端指关节横纹中点处，为四缝穴之一（图18）。

主治：小肠病变。

大肠点　位于手掌面第二指远端指关节横纹中点处（图18）。

主治：腹胀、腹痛、肠鸣、泄泻、便秘、痢疾。

三焦点　位于手掌面中指近端指关节横纹中点处（图18）。

主治：水肿、气喘、小便不利及胸腹、盆腔疾患。

心点　位于手掌面中指远端指关节横纹中点处（图18）。

主治：心痛、心悸、心脏疾病。

肝点　位于手掌面第四指近端指关节横纹中点处（图18）。

主治：胁肋胀痛、黄疸、胃脘胀满、疼痛。

肺点　位于手掌面第四指远端指关节横纹中点处（图18）。

主治：咳嗽、气喘、胸闷、胸痛、咽喉肿痛。

命门点　位于手掌面小指近端指关节横纹中点处（图18）。

主治：阳痿、遗精、腰痛。

哮喘新穴　位于掌面第四、五掌指关节之间（图18）。

主治：哮喘。

腓肠点　位于掌面小指中线上第二指骨中点处（图18）。

主治：腓肠肌（小腿肚）痉挛。

咽喉点　位于手掌面拇指掌指关节横纹中点处（图18）。

主治：急、慢性咽喉炎及呕吐。

手背侧新穴

踝点　位于拇指桡骨侧，掌指关节赤白肉际处（图19）。

主治：踝关节扭伤、疼痛。

胸点　拇指指关节桡骨侧赤白肉际处（图19）。

主治：胸闷、胸痛、呕吐、腹泻、癫痫。

眼点　位于拇指指关节尺骨侧赤白肉际处（图 19）。

主治：各种眼病，如目赤肿痛、视物模糊、睑腺炎、青光眼等。

后合谷　位于手背第一、二掌骨基底结合前凹陷中（图 19）。

主治：神经性头痛、三叉神经痛、精神分裂症、高血压、偏瘫、小儿麻痹后遗症、月经不调。

颈中　位于手背拇指中线上，第一节指骨中点处（图 19）。

主治：落枕、颈项强痛。

再创　位于手背第一、二掌骨基底部结合处（图 19）。

主治：脑卒中、半身不遂、口眼㖞斜、龋齿、牙龈溃烂、牙痛、腹痛、胃痛、食欲不振、足缓不收、脚背肿、痹证、癫狂。

肺点　位于手背第二掌骨中点桡骨侧缘处（图 19）。

主治：肺病、哮喘、咽喉肿痛。

耳点　位于手背食指掌指关节骨尖中央，微握拳取之（图 19）。

主治：耳鸣、耳聋。

肩点　位于食指掌指关节桡骨侧赤白肉际处（图 19）。

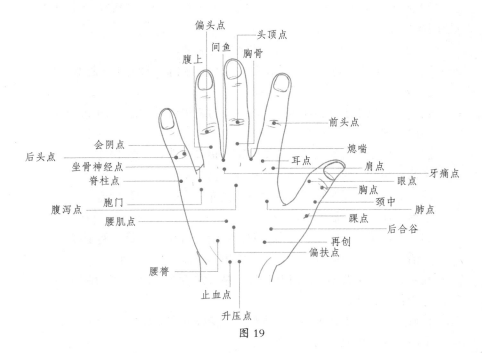

图 19

主治：肩部病变，如肩周炎、肩关节扭伤等。

前头点　位于食指近端关节桡骨侧赤白肉际处（图 19）。

主治：前头痛、牙痛、胃痛、急性胃肠炎、急性单纯性阑尾炎、风寒湿痹证、踝关节扭伤。

熄喘　位于手背第二、三指指缝纹端处（图 19）。

主治：支气管哮喘。

头顶点　位于中指近端指关节桡骨侧赤白肉际处（图 19）。

主治：头顶痛、神经性头痛、痛经。

间鱼　位于手背第三、四指指缝纹端处（图 19）。

主治：精神病、嗜睡。

牙痛点　位于手背第三掌指关节尺骨侧缘处（图 19）。

主治：牙痛、急性扁桃体炎、三叉神经痛。

胸骨　位于手背中指中线上，第一指骨中点处（图 19）。

主治：胸闷、胸痛、胸骨钝痛、咳嗽、气喘、乳少、腰背部疼痛。

升压点　位于腕背横纹与中指中线交点处（图 19）。

主治：低血压病、眩晕。

腰肌点　位于手背第三、四掌骨间，第三、四掌指关节上 2.5 寸处（图 19）。

主治：急、慢性腰扭伤及腰肌劳损、各种腰痛。

腹泻点　位于手背第三、四掌骨间，第三、四掌关节上 1 寸处（图 19）。

主治：腹泻、腹痛、腹胀、痢疾。

偏扶点　位于手背腰肌点后 0.25 寸，第三指掌中线上（图 19）。

主治：偏瘫、半身麻木。

腹上　位于手背无名指中线上、第一指骨中点处（图 19）。

主治：腹胀、腹痛、腹泻、阳痿、遗精、早泄。

偏头点　位于无名指近端指关节尺侧赤白肉际处（图 19）。

主治：偏头痛、肋间神经痛。

胞门　位于手背第四、五掌骨间，中渚穴后 0.75 寸处（图 19）。

主治：生殖系统病变，如遗精、阳痿、早泄、月经不调。

腰脊　位于手背第四、五掌骨间，精灵穴后 0.5 寸处（图 19）。

主治：腰背痛。

止血点　位于手背无名指中线与腕背横纹的交点处（图 19）。

主治：各种出血性病症，踝关节扭伤。

坐骨神经点　位于手背无名指掌指关节尺骨侧缘处（图19）。

主治：腰腿痛、坐骨神经痛。

会阴点　位于小指近端指关节桡骨侧赤白肉际处（图19）。

主治：痛经、白带、会阴部疼痛、肛裂。

后头点　位于小指近端指关节尺骨侧赤白肉际处（图19）。

主治：后头痛、项背强痛、急性扁桃体炎、呃逆、颊痛。

脊柱点　位于第五掌指关节尺侧赤白肉际处（图19）。

主治：腰痛、尾骶痛、肩胛痛、耳鸣、鼻塞。

手部全息反射区与治疗点

反射实际上就是人体对外界刺激产生的自然生理反应。病理反射是指人体的器官或某种功能状况经过特定的传导系统，包括经络系统、神经系统和某些未知系统反映到身体表面的状态或现象。体表的某个区或某个点就是反射区或反射点。手部病理反射区是人体全息的投影。

聚集在手部的大量末梢神经，通常与人体的各部组织、脏器相互对应。外在的反射区或反射点正是通过体内的某些神奇通道，与内在的脏腑及其他组织器官产生密切联系。当体内器官或某种功能发生病变，体表外部的对应部位也随之出现症状和反应，这就是病理反射的原理。

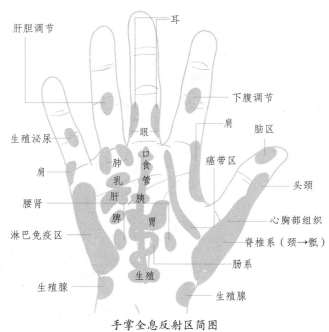

手掌全息反射区简图

◆手部全息反射区与治疗点

手部全息反射区，是手疗用的一种新的刺激部位，对人体的调整作用是很显著的。刺激手部全息反射区可以起到良好的治疗作用。所以，这些区域又独立于经穴与奇穴之外发挥着自己的作用。也就是说，穴位与区域虽然有的有重叠，但仍有各自功能作用的独立性。因此，穴位与区域有着互补作用及必然的内在联系，共同承担着反映疾病、接受刺激、传递调节信息、协调脏腑、平衡阴阳、增强免疫力等作用。

手部全息反射区，为手疗增添了新的刺激区域。这些反射区是一个小的区域而不是一个点，通过反射区刺激，既可治疗疾病，又可保健强身。

使用手部全息反射区，可按病况有针对性地选取使用。对反射区各治疗点的使用要灵活，找出规律，合理组方，使治疗点与病况一致，同时需要持之以恒，按法施治，而且手法须熟练，这样才有利于提高临床治疗效果。

小儿手部穴位的定位

脾经　拇指末节螺纹面。

肝经　食指末节螺纹面。

心经　中指末节螺纹面。

肺经　无名指末节螺纹面。

肾经　小指末节螺纹面。

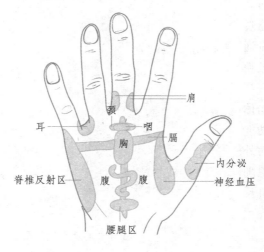

手背全息反射区简图

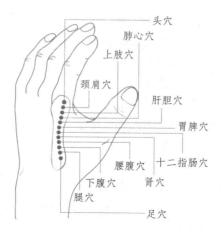

手的第二掌骨的人体全息示意图

大肠　食指桡侧缘，自食指尖至虎口成一直线。

小肠　小指尺侧边缘，自指尖到指根成一直线。

肾顶　小指顶端。

肾纹　手掌面，小指第二指间关节横纹处。

四横纹　掌面食指、中指、无名指、小指第一指间关节横纹处。

掌横纹　掌面食指、中指、无名指、小指掌指关节横纹处。

掌小横纹　掌面小指根下，尺侧掌纹头。

胃经　拇指掌面近掌端第一节。

板门　手掌大鱼际平面。

内劳宫　掌心中，屈指时中指与无名指之间中点。

内八卦　手掌面，以掌心为圆心，从圆心至中指根横纹约 2/3 处为半径作为圆周。

小天心　大、小鱼际交接处凹陷中。

运水入土，运土入水　手掌面，拇指根至小指根，沿手掌边缘一条弧形曲线。

总筋　掌后腕横纹中点。

大横纹　仰掌，掌后横纹。近拇指端称阳池，近小指端称阴池。

十宣　十指尖指甲内赤白肉际处。

老龙　中指甲后一分处。

端正　中指甲两侧赤白肉际处，桡侧称左端正，尺侧称右端正。

五指节　掌背五指第一指间关节。

二扇门　掌背中指本根节两侧凹陷处。

上马　手背无名指及小指掌指关节后陷中。

外劳宫　掌背中，与内劳宫相对处。

威灵　手背第二、三掌骨岐缝间。

精宁　手背第四、五掌骨岐缝间。

外八卦　掌背外劳宫周围，与内八卦相对处。

一窝风　手背腕横纹正中凹陷处。

膊阳池　在手背一窝风后3寸处。

三关　前臂桡侧，阳池至曲池成一直线。

天河水　前臂正中，总筋至洪池（曲泽）成一直线。

六腑　前臂尺侧，阴池至肘成一直线。

◆手部穴位与常见治疗点

手部穴位与常见的治疗点对照如图所示。

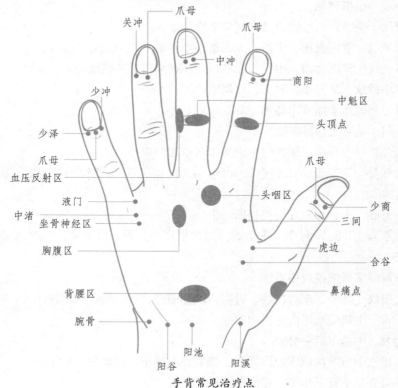

手背常见治疗点

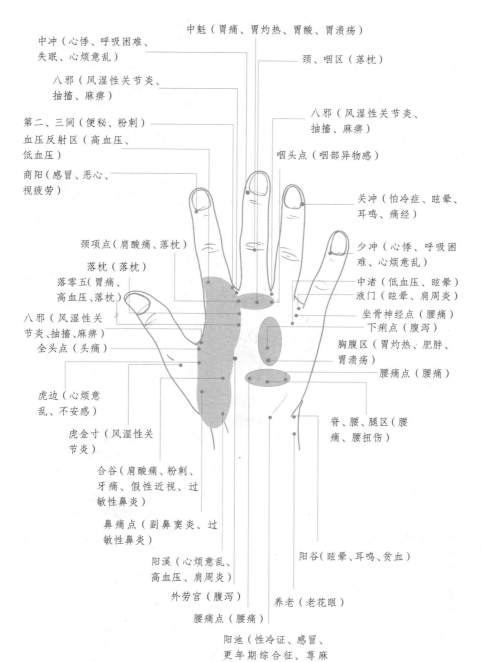

中冲（心悸、呼吸困难、失眠、心烦意乱）

中魁（胃痛、胃灼热、胃酸、胃溃疡）

颈、咽区（落枕）

八邪（风湿性关节炎、抽搐、麻痹）

八邪（风湿性关节炎、抽搐、麻痹）

第二、三间（便秘、粉刺）

血压反射区（高血压、低血压）

咽头点（咽部异物感）

商阳（感冒、恶心、视疲劳）

关冲（怕冷症、眩晕、耳鸣、痛经）

颈项点（肩酸痛、落枕）

少冲（心悸、呼吸困难、心烦意乱）

落枕（落枕）

中渚（低血压、眩晕）

落零五（胃痛、高血压、落枕）

液门（眩晕、肩周炎）

坐骨神经点（腰痛）

八邪（风湿性关节炎、抽搐、麻痹）

下痢点（腹泻）

全头点（头痛）

胸腹区（胃灼热、肥胖、胃溃疡）

腰痛点（腰痛）

虎边（心烦意乱、不安感）

脊、腰、腿区（腰痛、腰扭伤）

虎金寸（风湿性关节炎）

合谷（肩酸痛、粉刺、牙痛、假性近视、过敏性鼻炎）

鼻痛点（副鼻窦炎、过敏性鼻炎）

阳溪（心烦意乱、高血压、肩周炎）

阳谷（眩晕、耳鸣、贫血）

外劳宫（腹泻）

养老（老花眼）

腰痛点（腰痛）

阳池（性冷证、感冒、更年期综合征、荨麻疹、风湿性关节炎）

手背穴位与治疗应状对照图

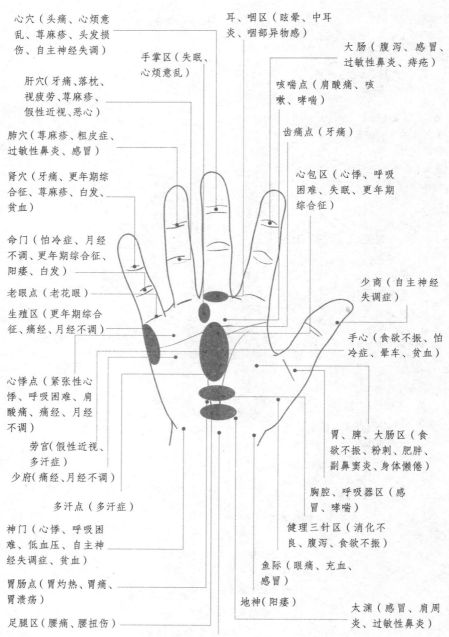

心穴（头痛、心烦意乱、荨麻疹、头发损伤、自主神经失调）

手掌区（失眠、心烦意乱）

耳、咽区（眩晕、中耳炎、咽部异物感）

大肠（腹泻、感冒、过敏性鼻炎、痔疮）

肝穴（牙痛、落枕、视疲劳、荨麻疹、假性近视、恶心）

咳喘点（肩酸痛、咳嗽、哮喘）

肺穴（荨麻疹、粗皮症、过敏性鼻炎、感冒）

齿痛点（牙痛）

肾穴（牙痛、更年期综合征、荨麻疹、白发、贫血）

心包区（心悸、呼吸困难、失眠、更年期综合征）

命门（怕冷症、月经不调、更年期综合征、阳痿、白发）

少商（自主神经失调症）

老眼点（老花眼）

生殖区（更年期综合征、痛经、月经不调）

手心（食欲不振、怕冷症、晕车、贫血）

心悸点（紧张性心悸、呼吸困难、肩酸痛、痛经、月经不调）

胃、脾、大肠区（食欲不振、粉刺、肥胖、副鼻窦炎、身体懒倦）

劳宫（假性近视、多汗症）

少府（痛经、月经不调）

胸腔、呼吸器区（感冒、哮喘）

多汗点（多汗症）

健理三针区（消化不良、腹泻、食欲不振）

神门（心悸、呼吸困难、低血压、自主神经失调症、贫血）

鱼际（眼痛、充血、感冒）

胃肠点（胃灼热、胃痛、胃溃疡）

地神（阳痿）

足腿区（腰痛、腰扭伤）

太渊（感冒、肩周炎、过敏性鼻炎）

太陵（心烦意乱、低血压、肩周炎、贫血、自主神经失调症）

手掌穴位与治疗症状对照图

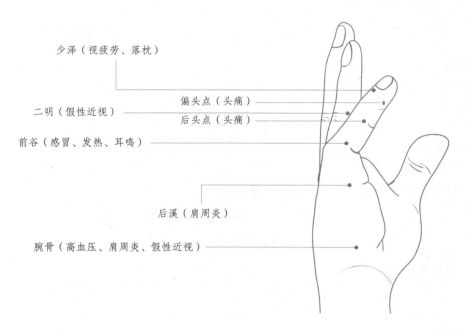

少泽（视疲劳、落枕）

偏头点（头痛）

二明（假性近视）

后头点（头痛）

前谷（感冒、发热、耳鸣）

后溪（肩周炎）

腕骨（高血压、肩周炎、假性近视）

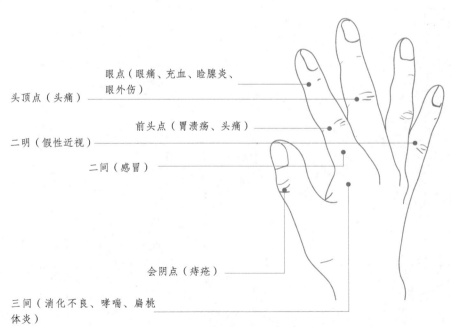

眼点（眼痛、充血、睑腺炎、眼外伤）

头顶点（头痛）

前头点（胃溃疡、头痛）

二明（假性近视）

二间（感冒）

会阴点（痔疮）

三间（消化不良、哮喘、扁桃体炎）

手掌穴位与治疗症状对照图

55

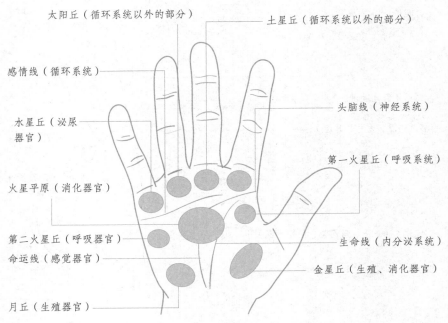

太阳丘（循环系统以外的部分）　　　　土星丘（循环系统以外的部分）

感情线（循环系统）

头脑线（神经系统）

水星丘（泌尿
器官）

第一火星丘（呼吸系统）

火星平原（消化器官）

第二火星丘（呼吸器官）

命运线（感觉器官）

生命线（内分泌系统）

金星丘（生殖、消化器官）

月丘（生殖器官）

手掌线丘与对应器官

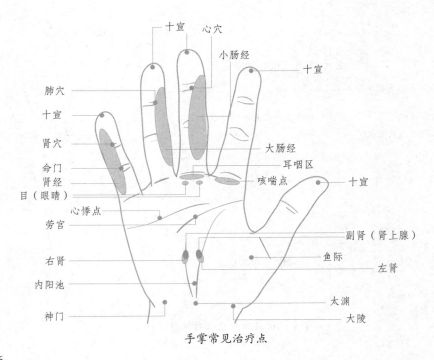

十宣　　心穴

小肠经

十宣

肺穴

十宣

肾穴

命门

肾经

目（眼睛）

心悸点

劳宫

大肠经

耳咽区

咳喘点

十宣

右肾

副肾（肾上腺）

鱼际

左肾

内阳池

太渊

神门

大陵

手掌常见治疗点

第三章
观手形、手背及手部皮肤

观手形知健康

手形如同一面神奇的镜子，时刻反映着一个人的性情与健康。所谓手形，即手的外观形态，或者手掌和手指的整体外形特征。根据手的大小、长短、胖瘦、软硬等，经过仔细推断，都可以获得一个人的健康信息。

中国传统的手相学和手诊多将手依五行划分，比如金形手、木形手、水形手、火形手、土形手及混合形手。而在西方，人们以手的几何形状为依据做了归类，比如方形手、尖形手、圆锥形手、椭圆形手、原始形手及混合形手等。

本书综合传统分法的经验性和现代分法的科学性，本着尽量全面、细致的目标，把人的手形分为以下7种类型：原始手、方而厚的手、圆而柔的手、竹形或木形手、圆而宽的手、细而长的手、掌部偏薄的手等。不同的类型，决定人的不同生理形态。观察、探究手形特点，可以使潜藏在生命内部的许多奥秘明朗化。

原始手

原始手的形态特征是手指肥短且笨拙，反屈困难，指关节突出，五指的第三指节均比前两个指节宽一些；手形整体较短且呈弯曲状，灵活度比一般手形要差一些；皮肤偏粗糙，颜色较深；掌纹非常简单、清晰易辨，指背纹路稍深且复杂、凌乱；掌背一般不平整，多有青筋浮露。

原始手形者多属肝火亢热，容易导致目眩、心脏病的发生。同时，患呼吸系统疾病的可能性较大。

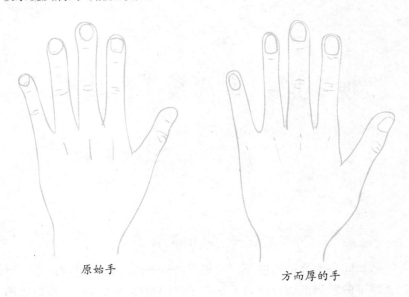

原始手   方而厚的手

方而厚的手

方而厚的手形通常又称金形手、实干手。该手形的具体特征为手掌颇大、方形而厚实、上下左右四边长度几乎相等；五指绝大多数方头等粗，拇指偏大、指根丰硕，拇指上的金星丘相当发达；手掌皮肤洁白，健康润泽而富有弹性。

这种手形的人晚年有可能患糖尿病和心脑血管类疾病。

圆而柔的手

该手形的特征是手稍短但整体很平、掌肉厚而柔软、肌肉弹性良好；指根粗而有力、指尖偏细、指甲长、拇指呈细小状；手部皮肤滑润、颜色较白；掌背青筋隐约可见但不浮露，指背纹路轻而浅。

这种手形的人可能会患上脾胃虚弱、风湿、痹证等疾患。

竹形或木形手

这样的手因其手指酷似竹节或木头状而得名。该手形掌部薄厚匀称且平坦稍长；手指纤长消瘦，五指各关节特别突出，指端方尖适中，拇指笔直刚硬、不易弯曲；手部皮肤多为深色、坚实，极具弹性，掌部颜色多显青而亮；掌背血管和筋肉凸起，指背纹路清晰可见。

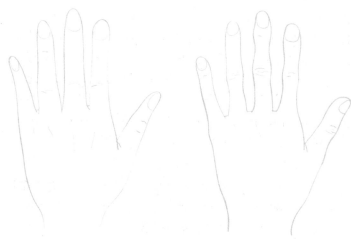

圆而柔的手　　　　　　　　竹形或木形手

这种手形的人在春夏季节容易肝火亢盛、心火燃烧，经常劳心伤神，可能导致脱发、口苦无味。肠胃疾病、脾肺疾病、风湿类疾病及过敏性鼻炎，这类人都需要高度警惕。

圆而宽的手

这种手形的特征是手部整体呈椭圆而偏宽状。其主要特征为腕部和掌部都显宽阔，掌形不够匀称，但掌部肌肉发达；五指比较粗大，指尖大而方，指甲根部多呈圆形；手部皮肤偏微黄。

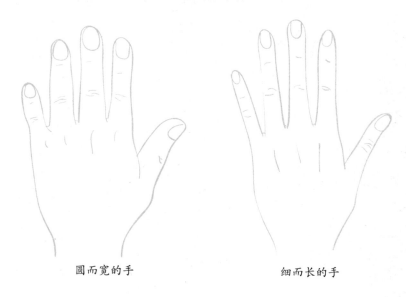

圆而宽的手　　　　　　　　细而长的手

细而长的手

这种手形是典型的精神手，在五行中应属火。该手形较其他手形显得更完美，其特征如下：手掌纤长，下部较上部宽阔，呈微微弯曲状；五指圆长、均匀，指节不显露，指甲形如其手但偏红色；手部皮肤大多白皙、滑嫩，青筋隐约可见。

此种手形者身体多有虚弱之势，在呼吸系统、泌尿生殖系统方面发病率很高。若其肤色、关节等出现异常，应赶快就医。

掌部偏薄的手

具有该手形者绝大多数体内存在疾病。该手形的特征是掌部没有肌肉、缺乏适当厚度、单薄脆弱、略显弯曲，手指扁而细小、不够坚硬有力，指端较尖，青筋外露，手部皮肤多干燥、松散。

这种手形的人易患精神疾病，例如自闭症、精神分裂等。神经系统的衰弱使其患头痛、眩晕的情况比较常见；在氧气供给不足的情况下，发现手部肤色发青或发紫、指端变粗且颜色灰暗，那么这些信号提示着循环系统或呼吸系统已经发生了严重病变。

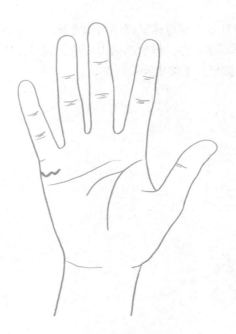

掌部偏薄的手

观手背知健康

观察手背异常状况也可以获得身体病变信息。常见病变如下。

手背发亮

绝大部分人在身体腰酸背痛、乏困无力的时候，手背就尤为光亮，像抹了一层油一样。如果手背亮泽延伸至整个手背，则提示湿证严重，须赶紧就医。

指背麻痹

如果小指麻痹，则提示第七颈椎出现了问题。若无名指麻痹，则提示第六颈椎出现了问题。若中指麻痹，则提示第五颈椎出现了问题。倘若食指麻痹，则是血虚问题。

手背中指指掌关节握拳凸起

人体第七颈椎的凸起，与手背中指指掌关节握拳时凸起的关节相对应。这个关节面的形态反映的是颈椎的状况。若关节面靠近小指的一侧增生，则暗示颈椎右侧出现了问题；靠近拇指的一侧畸形，则暗示颈椎左侧出现了问题。

手背青筋凸起

如果手背部有青筋凸起、扭曲，且伴有黑斑、结点、痛点出现，则反映着腰背的相应部位发生病变。如在手背上部，则病症在背；如在手背下部，则病症在腰。

手背食指与小指指掌关节异常

手背食指指掌关节反映的是左侧肩周问题，小指指掌关节则反映右侧肩周问题。如果这两个关节发生畸形增生或者附近有青筋凸起，则提示有肩周炎。

手背瘀血、发硬

手背中央位置出现瘀血、颜色不正或呈硬块状或挤压时有剧痛，则提示这个人即将患上胃溃疡。

手背疼痛

指压手背中部偏腕部拇指侧的位置，如果出现剧痛，则说明下肢和腰部神经异常。

手背中指指根发紫

手背中指指根处如果有瘀血状的紫色或压痛感，则表示喉咙即将发炎。

手背阳溪穴有剧痛

阳溪穴可以反映出高血压初期的症状。刺激阳溪穴，若有剧痛感，则提示血压必定升高。

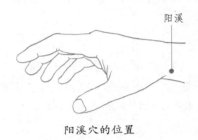

阳溪穴的位置

食指指背第二关节疼痛或发紫

食指指背第二关节部位颜色发紫或有压痛感时，则是胃炎即将发作的征兆。

观色泽知健康

健康的手应该呈微红色，掌部呈粉红色，色泽光润，手部皮肤和肌肉富有弹性。虽然手部色泽易受气候、饮食、运动等因素的影响，但若出现明显异常时，就反映机体的相应部位发生了病变。

手部所呈现的气色在一定意义上比面部气色更能客观地、及早地传达健康与疾病的信息。

掌心皮肤多汗、湿润

掌心多汗，最容易患上胃溃疡。许多精神科医生经过大量研究得出，掌心多汗者基本都有精神疾病倾向和情绪紧张等现象，而长期的心烦气躁、焦恐不安易导致胃部疾病。

掌部皮肤多茧

掌部皮肤多茧，表示心脏功能衰退。这里需提醒患者，为使心脏功能恢复正常，必须经常刺激经络上的少冲穴。

掌部皮肤布满斑点

如果掌部赤白部分布满斑点，则说明血液循环系统发生病变，其根本原因是缺乏运动。若双掌出现雀斑样黑点，且双唇、面部均有，则说明很可能已经患有肠息肉。如果有红白色状的斑点布满掌部，则提示消化功能障碍、内分泌失调。

手部肌肉松软

若双手肤色正常、皮肤细腻，但肌肉松软、缺乏弹性，则提示心脏功能较弱。

手部肌肉下陷

如果手掌小鱼际和小指边缘肌肉下陷，且皮肤没有任何光泽，多是体液不足，常见于慢性腹泻或慢性下痢的患者。

手臂皮肤干瘦

双手干瘦，提示脾胃病。

手部有白色呈现

手部有白色呈现，则表示疼痛（一般性疼痛）和炎症（疼痛性炎症）或气瘀和气虚。如在小指丘肾脏反射区看到白白一片，则说明患者肾虚；如在脾、胃反射区看到白色呈现，则说明患者脾胃虚、中气不足。除此之外，白色还是内寒的症状。若白色区域硬而凸起，说明寒证很严重，其主要原因可能是长期湿滞、水滞。

掌部有青白色呈现

掌部青白，则表示贫血（神经质的人手部一般也呈青白色）。

患慢性消耗性或出血性疾病、重症糖尿病、晚期癌症、肾病及尿毒症、长期发热，烫伤等，到一定程度都会出现贫血掌。

手部有红色呈现

红色一般表示热性、充血性疾病。患者大多为热证，如血热、充血、瘀热及积热等。如果只表现为掌色通红，则可能由多种疾病如结缔组织病、血液病、肺结核、肺癌及急性外感高热和慢性的消耗性疾病所引起。

手部有浅红色呈现

浅红色的呈现说明脏器功能的衰竭或活力不足。对内脏来说，则表示阳虚，或疾病仍处在发病的初期，或久病即将痊愈，或为恢复期，或为微热证的症状。

手部有深红色呈现

红色表热证，深红则过之。如果双手的大小鱼际和各掌丘都发现深红色状，甚至带有一些深色点块，则说明肝火旺盛、肝脏内有大量积热、肝病极为严重。对于常年大便干燥的患者，小鱼际也会出现类似颜色的症状，但这只说明患者腹腔内存在大量积热或腹腔内有充血性炎症，而不是肝部有问题。不过，孕妇除外。

若肺、气管反射区呈深红色，则是肺热性炎症，可有吐黄痰、干咳嗽的症状；若在咽喉反射区呈深红色，则表示有充血性咽炎。如果深红色中间掺杂一些白色小斑，则是充血性化脓（如扁桃体化脓）的征兆。

手部有鲜红色呈现

手部的任何位置出现这种颜色，都表示身体相应部分有出血（包括手术性出血、生理性出血和受伤出血）现象，且出血正在继续。这种鲜红色指手部除朱砂痣以外的其他情况，通常会以点的形式出现。

手部有暗红色呈现

手部暗红色一般由鲜红色转变而来，表示伤口已封、血已凝结、伤口恢复。

手部有紫红色呈现

这种颜色一般多见于皮下的毛细血管组织，表示血液瘀滞。紫红色表示瘀血程度比较轻、病患较轻、血液循环不太好、出血已凝结。

手部有深咖啡色呈现

手部出现深咖啡色表示病患刚痊愈、手术刀口或伤口将近痊愈，或者身体相应部位有较大的色素沉着斑块。

手部有浅咖啡色呈现

这种颜色出现在手掌皮肤的较深层，表示病患已经痊愈很久了。

手部有青色呈现

手部皮下容易出现青色血管和血瘀。青色表示疼痛很严重，一般主肝。

手部有青白色呈现

这种颜色在手部的大鱼际外侧比较常见，表示气瘀性的严重疼痛或者受寒性的严重疼痛。

手部有青紫色呈现

这种颜色表示疾患将近痊愈或生出新疾病。该颜色在手掌上的皮下血管处比较常见，只要手部有青紫色血管出现，就表示体内血液黏稠、毛细血管细小、血中含氧量较低、血脂不正常、血中酸性较高等。因此，也可造成由血液流通不畅引发的头痛、头晕、四肢发凉、直立型供血不足、静脉回流不畅等症。颜色的深浅表示疾患的严重程度。常见此色的患者，要少吃高脂肪、高蛋白、酸、甜、油腻的食物。

第四章
观掌纹知健康

掌纹的形成

◆ 掌部纹理概述

掌部除了三大屈褶线，还有大量的掌中嵴纹和屈褶纹。

一般地说，大鱼际曲线是拇指和大鱼际肌垫对掌功能（拇指与其他四指相对合的功能，它是手的重要功能）的结果。远端横褶纹是连接第三至第五指掌指关节的基线。近端横褶纹的桡侧部分则与第二指的掌指关节活动相关。

与三大主线相对而言，掌中嵴纹包含的部分比较微观。若把手掌按照解剖部位分成三个区，各区也有较为细致的花纹图形，在类型上与指嵴纹相同，这些花纹图形终生不变。掌中嵴纹图形包括真实花纹和非真实花纹，非真实花纹有弓形和痕迹性，真实花纹有各种箕形和斗形。

屈褶纹是掌面皮肤上许多明显凹陷的纹线。屈褶纹的产生始于人胚胎早期。胎儿期手的形成和所形成的屈褶纹是其出生后手功能活动的决定因素。

屈褶纹与花纹一样，任何造成胚胎畸形发育的因素都可影响屈褶纹的形成，这也是我们借助屈褶纹诊断某些疾病的原因之一。

掌屈纹除三大主线外，与之相关的还有中指垂直直线（玉柱线）、健康线、障碍线、放纵线、性线、金星线、土星线、太阳线、灵感线等，这些有的是辅助线，有的则是干扰线。

◆ 纹理的形成机理

人的皮肤由皮肤的真皮乳头向表皮突出，形成许多较为整齐的乳头线，称为嵴纹。在嵴纹之间形成许多凹陷的沟，这些凹陷的纹理分布在手掌和手指上，分别称为掌纹和指纹。

人的掌指嵴纹通常在出生就已经定型，此种皮肤纹理因受遗传基因的控制，所以终生不变。

只要仔细观察手部皮肤我们就会发现，与人体其他部位的皮肤相比，它有以下两点特别之处：一是手掌皮肤纹理较复杂，且这些皮肤纹理的走向、形态、结构等均与其他部位皮肤有本质上的差别；二是掌部皮肤较厚，分布有汗腺和皮脂腺，但没有其他部位皮肤所生长的毛发或体毛。

手部皮肤的这两大特点也是我们借助手上皮肤判断疾病的基础。

◆ 纹理的望诊意义

临床上应用指纹、掌纹的分析，作为诊断遗传病、心理状态失调以及其他相关疾病的辅助方法，引起人们越来越多的重视。

正常人体细胞中有 23 对染色体。当染色体数目和结构发生变化，就会引起遗传病的发生，而皮肤纹理也会随之发生相应的变化。而且当内外界因素一旦形成引发疾病的条件，掌纹就会提示这种疾病的发生。观掌纹知健康的原理就是通过掌握掌纹的长短、深浅、粗细、弯直及颜色等要素来提醒更多的人进行自我判断病情。

揭秘掌纹与人体的关系

人们通常所说的掌纹，包含掌与纹，除了掌的厚薄、色泽、静脉（青筋）外，大多说的是掌中褶纹，也称掌屈纹，包括大鱼际曲线，近端横褶纹，与远端横褶纹，亦即所谓"三大屈褶线"。此外，还有许多形态各异的辅助线与障碍线。但相对三大主线而言，掌上嵴纹更包含着相对微观的部分。

日本医学家认为，掌纹是人体内部器官的荧光屏，也是个人的"病历卡"。因为人生病后，疾病的信号会经自主神经传给大脑，再通过脊髓神经反映在手上。所以，人们只要细心观察掌纹的形状、走势、长短、粗细、色泽、肉丘等，就可以对健康状况有一个大概的了解。人的手掌面积虽小，但研究起来，内容却广泛而深邃。一掌之内，可以体察脏腑、气血、皮毛、肌肉、五官、筋骨、经络、精气等变化，从而判断病因、病能、病势、转归、预后等信息，具有相当重要的意义。

我们手足掌面的皮肤上还分布着许多明显凹陷的纹线——屈褶纹（亦称"褶纹"）。屈褶纹的胚胎发生始于人胚胎早期。胚胎发育的第 7 周左右，在胎儿手掌上便可见到大鱼际曲线。在第 9 周左右，近端和远端横褶纹也基本发育完成。而且，屈褶纹通常先出现在手掌桡侧，然后向尺侧延伸。

胎儿期手的形态和所形成的屈褶纹是其出生后手功能活动的决定因素。一般来说，大鱼际曲线是拇指和大鱼际肌垫对掌功能（即拇指与其他四指相对合的功能，它是手的最重要的功能）的结果。

远端横褶纹是连接第三至第五指掌指关节的基线，因此与上述手指活动有关。近端横褶纹的桡侧部分则与第二指掌指关节活动相关。

屈褶纹与花纹一样，凡能造成胚胎畸形发育的各种因素均可影响屈褶纹的形成，这也是我们借助屈褶纹诊断某些疾病的原因之一。

掌上屈褶纹有不同长度、深度、宽度、方向和形态。屈纹与峭纹不同，峭纹终生不变，而屈纹在特定的情况下会随着人体的健康状况与年龄等的变化而变化。

由于每个人的健康及其社会环境状况不同，因此掌屈纹的形态差异很大。有些纹线只出现于某些人的手掌而另外一些人则不具备。而同一个人在不同时期，纹线也有不同的表现。

掌屈纹在出生后，随着年龄、心理、职业、健康状况、社会环境的变化，亦会发生潜移默化的改变。还应看到，虽然同是横贯褶纹（包括各类变异通贯褶）在一定年龄出现的病变症候，却与生活、心理、社会、环境、职业有关。也就是在甲身上是肿瘤病面，在乙身上可能是心血管病或其他病。所以，当今对手纹与人体科学研究除遗传因素外，离不开生活、心态、社会、环境、职业等重要因素。

影响掌纹形成和变化的因素

经研究发现，掌纹只在灵长类动物中存在，而人类的手纹则是灵长类动物中更为丰富多变的。掌纹的神秘性和独特性暗示着掌纹的形成与先天因素有关，而掌纹又受外界环境的影响而变化着。这一认识为掌纹医学的研究指明了方向。

掌纹有先天遗传和后天形成两种情况。先天掌纹有正常纹和病理纹两种。正常纹包括三条主线和由三条主线衍生出来的线。三条主线长短、弧度、分支在近亲的人手上都表现出相似性。通贯掌并非主线，但是也表现出家族遗传倾向。这种遗传既有直接遗传，也有间接遗传。正常纹的形成既和遗传有关，也和胎儿在母体内的情况有关。胎儿的生命力强，握住脐带的力气大，手上的纹理，尤其是三条主线就会比较深长；如果母亲怀孕时，身体素质比较差，营养供应不足，胎儿的生命体质较弱，手握脐带的力气小，手上的纹理就会轻淡些。另外，孕妇的情绪对胎儿在体内的活动也有很大关系。三条主线即生命线、智慧线、感情线，大约在胚胎 4 个月形成，稳定性较高。

病理纹大都同时出现在血缘近亲的人手上，包括隔代遗传现象。例如在遗传性高血压患者家庭中，往往可以在不同辈分的人手上发现相同的病理纹。不过，研究发现，在疾病遗传中，真正遗传的其实不是病，而是相同的生活习性，如果外界环境、饮食习惯等诱因形成或改变，那么遗传病也会随之发生变化。

可以用一句话来概括后天掌纹的特征，那就是掌纹是人体信息交换的记录表。从信息论角度讲，人体是一个最完善、最高级的自控系统，各组成部分相互联系、互相制约。在正常情况下，身体的调节系统通过自行调节、自我平衡来维持人体正常的生理活动，并且进行着信息的识别和处理机制。而当某些调节系统发生故障或出现病理变化时，人体就必然在其相应部位发出异常的信息。手掌则是人体信息集中的部位，各种正常和异常的信息都能够在手掌上显现出来。人在自然界中不停地与宇宙间的各种物质进行交换，最直接的方式是呼吸和饮食，这种交换都有可能在手上留下痕迹。呼吸功能紊乱，造成人体内酸碱平衡失调，引起手上酸碱区域面积比值的变化；饮食不当会导致肠胃疾病，造成体内脂肪代谢失调，手上的相对区域就会形成过分隆起或塌陷，出现杂纹且纹理散乱。这些都说明掌纹的变化同人体与宇宙的物质交换有关，交换失衡就会导致体内环境失调，进而在手上留下痕迹。

手部神经系统与掌纹的关系

手部神经系统主要有正中神经、尺神经和桡神经。正中神经是手的主要运动神经，是前臂的前肌群和大鱼际的主要运动神经，也是手掌表面的主要感觉神经。正中神经受损后，运动障碍表现为前臂不能旋前、屈腕及外展力弱，拇指、食指和中指不能屈曲，拇指不能对掌。大小鱼际萎缩，造成平坦形手掌，称为"猿手""爪前手"。

俗话说："十指连心。"根据解剖发现，手指部神经非常丰富，这说明手掌皮肤的敏感度远高于其他皮肤。当我们用针刺的方法比较掌心和掌背时，刺激反应就一目了然。手掌中末梢神经的集中还表现在手部的触觉优于人体的其他部位。当我们接触并需要了解某一物体时，无论任何人都将手作为工具。手对冷热、软硬、干湿、涩滑的感觉比其他任何部位都细微敏感。丰富的末梢神经活动，对掌纹的生成和变化有着不可估量的作用。

手部血液系统与掌纹的关系

手部的血液循环十分旺盛，构成手部血液循环的主要血管是桡动脉和尺动脉。

掌纹的形成和变化与手部的神经系统和血液循环有着密切的关系。手掌是末梢神经的集中区，感觉灵敏。手的活动直接调动着大脑的思维反应，丰富的末梢神经活动对掌纹的变化有着不可忽视的影响。

手的动脉非常丰富，它们构成互相交通的两个动脉弓——掌浅弓和掌深弓。掌浅弓是由尺动脉的末端和桡动脉的掌浅支吻合而成的，位置较浅；掌深弓是由桡动脉的末端和尺动脉的掌深支组成的，位置较深。此二弓有保证血液均匀分布至手指的作用，以适应作为劳动器官的手的功能需要。例如手在劳动时，在手掌或手指掌侧遭到压迫的情况下，由于掌深弓和掌浅弓借掌心动脉相互交通，并借穿支连接掌背动脉，仍可保证手指的血液循环不受影响。

　　手掌皮下血液循环和微循环极为丰富和密集，从而导致人体大量的生物电信息和非生物电信息在掌中聚集。手掌纹理微循环控制的区域，由于供血和微循环调节的变化和影响，使得手掌皮下组织发生变化，这种变化使细胞的分解代谢也受到影响，即在局部出现隆凸和凹陷之表征。例如，当末梢血液中脂肪含量过高时，即为高脂血症。同时，高脂血症的信息以手掌皮下组织变化的形式表现在手掌中，使手掌相应部位出现隆起。

　　由于大量人体生物电信息和非生物电信息都聚集在手部，因而手部的微循环是否通畅，直接影响到掌纹的形成变化。除此之外，掌纹还受到经络穴位的影响。虽然掌纹不是按照经络穴位来分布的，但手部是经络循行的集中区，所以掌纹不可避免地会受其影响。而经络又反映着人体各个部位的健康状况，所以掌纹的变化预示着人体健康的发展变化。

经络穴位和掌纹的关系

　　经络学是阐明经络在人体生命活动过程中的生理作用和病理变化规律的一门学说。《灵枢·经别篇》指出："十二经脉者，人之所以生，病之所以成，人之所以病，病之所以起，学之所始，工之所止也。"经络是气血运行的通道，经络系统功能正常，则气血通畅，身体健康。

　　有六条经脉循行贯穿于手。手三阳经有手阳明大肠经、手少阳三焦经和手太阳小肠经。当手臂下垂、手心向内时，它们依次分布在手背的前、中、后。手三阴经有手太阴肺经、手厥阴心包经和手少阴心经。当手臂下垂且手心向内时，它们也依次分布在手掌的前、中、后。

　　经络是经脉、络脉及其连属部分的总称，是人体沟通上下内外，联络脏腑、肢节，运行气血、抗御外邪、调节体内功能的一个密闭的功能系统。手作为整体的一部分，与全身通过经络相联系。手为四末，是气血输注、交汇的场所。阴阳的交汇、表里的沟通、经脉的聚集、五脏的分布大都在四末。手作为人的重要器官，靠经脉的流畅、气血的充盈才能强劲有力。

　　腧穴是脏腑、经络之气输注于体表的聚集点，是转输、运送气血的孔隙。手部六条经脉的腧穴有 24 个，经脉腧穴分布在十二经脉的循行路线上，它与经络同属于一个系统。经外奇穴与经络同样联系密切，新针穴位和感应点也是人们通过临床实践和经络的感传现象发现并确定的，它们与十二经脉、奇经八脉、十二经别、十二经筋等有着直接和间接的联系，因而经络与腧穴的作用密切相关。

当人体受到外邪侵袭或饮食起居失节，生理的相对平衡被打破而处于病态时，经络与腧穴有传递病邪和病症的作用。临床上通过手部腧穴出现的压痛或知觉异常反应以及手表的气、色、形、态，可辨别疾病之所在，然后可通过针灸、按摩、推拿、割治、埋线、穴位注射药物等手部疗法治病祛邪。另外，利用手部腧穴还可以练气功、自我按摩，达到健身防病、益寿延年的作用。总之，内脏的变化通过经络反映到手上，这就是腧穴可治疗全身疾病的依据，也是手可诊病的道理。

手上经络的循行、穴位的集中，五个手指可分别代表不同的身体系统，拇指为肺经循行部位，与呼吸系统有着密切的联系；食指为大肠经循行部位，联系着消化系统；中指为厥阴经循行部位，主要反映循环系统和内分泌系统；小指为太阳经和少阴经循行部位，可以反映心和小肠、肾和膀胱的病变，主要联系着循环系统和泌尿生殖系统。另外，大鱼际为太阴经循行部位，反映消化系统的病变；小鱼际为少阴经循行部位，反映肾功能的强弱。

因此，身体内部任何一个部位的情况都可由经络穴位传递到手部，疾病的信号会通过神经、血管和经络反映到手掌的相应部位。手掌上不同部位的变化，其中特异性和规律性的改变，就是望手诊病的根本依据。

中国科学院祝总骧教授应用隐性循环感传线、低阻抗线和高振动、声线三种生物物理学的方法，测出人体的 14 条经络线，完成了对针灸经脉的科学验证，从而为手诊提供了坚实的理论实践。所以，依据手部不同部位的表征变化推测身体的健康状况，是一种科学合理、行之有效的诊病方法。

病理纹是怎么回事

某些疾病的病理纹，可以在近亲的人的手上同时出现。这种病理纹既可表现为隐性遗传，也可表现为显性遗传。糖尿病属遗传疾病，在糖尿病患者家族中，可以在不同辈分者的手上，同时见到该病理纹。当外界因素

（环境、饮食等）一旦形成糖尿病的诱因时，这种遗传病便会产生。在研究隐性和显性遗传方式时，有学者发现掌纹有隔代遗传现象。在祖孙之间，常可见相似的胆囊炎、肿瘤等病理纹。这种隔代病理纹遗传极具探讨和研究价值。

掌纹的生成与胚胎发育有关。皮纹在胚胎第13周开始发育，在19周左右形成。皮肤的真皮乳头向表皮突出，形成多条整齐的乳头线，在嵴纹之间形成许多凹陷的沟，嵴和沟构成了指纹和掌纹。指纹从出生时就已定型且终生不变，而掌纹则随着年龄、经历、生活环境、饮食习惯和疾病状态等发生沉、浮、消、长的变化。胚胎期纹理的形成，除上述原因外，还与胎儿在子宫内手的握姿及所形成的压力有关。胎儿在子宫内，手呈紧握状，就可使三条主线皱纹深而长；若是五指分开成掌状，三条主线就变得浅或断续状。

掌纹的生成和后天的生存环境、手掌的活动量、疾病的发生及发展密切相关。经常工作的人，多可使1线和5线深而长；手部活动量大的人，肌肉发达，从而使大小鱼际隆起，导致1线、3线深而长，2线则相对短平（1、2、3线为手上的三大主线，5线则是民间所说的玉柱线）。各种各样的疾病也可使手纹从无到有，从有到无。例如，没有得过阑尾炎的人，手区就没有病理纹；相反，如果患了阑尾炎，手区就会出现"米""井"字纹；手术后，该区又会出现"十"字纹或方格形样纹；手术多年后，如果没有发生肠粘连等并发症，手区纹线就会变得紊乱，间接形成被方格形样纹包围的"十""米"字状纹。

掌纹变化受哪些因素影响

掌纹是手部神经、血液、骨骼等系统感知身体的健康状况后体现在手掌上的，掌纹的形成既由先天因素决定，也受后天环境的影响。下面将从物理和生化的角度对掌纹的变化做出阐释。

1. 物理因素

（1）手掌上三条主线的生成，主要与胎儿在母体内及手在生长过程中的压力有关。通常情况下，人的掌纹在胎儿3个月时就已经形成，在之后的7个月之内，由于胎儿的双手呈握拳状，因此这种握拳的姿势就会使掌纹受到压力而变深。

（2）生活中的一些习惯也会使掌纹发生变化，如一些人出生后手会习惯性地握住，或者长大后长期从事一些固有的劳动，也会使纹线加深。

（3）当人们患有炎症或者遭遇外伤时，会留下各种粘连，从而引起内脏局部的压力改变，这些反映在手掌上，就会出现"米""井"字纹。

（4）细胞过度增生会形成肿块，从而对内脏产生压迫，反映在手上就会出现岛形样纹。

（5）血压异常可导致循环系统发生改变，从而引起掌纹的变化。

（6）某些疾病，如结石会对胆、肾、膀胱造成压迫，手掌相应区域会出现"米"字纹。

（7）各种增生性、肥大性疾病，反映在手上则是相应部位出现岛形样纹。

2. 生化因素

（1）人的体液是有酸碱性的，有些人的体液偏酸性，有些人的体液则偏碱性，而且酸碱并非是一成不变的，它会由于某些因素而相互转换。这种改变会导致手上交感神经区和副交感神经区的改变，从而使掌纹发生变化。

（2）人体内各种酶成分、糖分及内分泌等的变化也会造成掌纹的变化。

（3）化学药物也是使掌纹发生变化的因素之一，如有些病人经过化疗之后，会生长出一些线，或者原有的一些线会慢慢消失。

随着人们对掌纹的了解和认识的加深，越来越多的掌纹规律将会被发现，弄清楚了纹和线之间的变化规律，就能够使掌纹成为人们认识自己、保健养生的法门。

看掌纹是男左女右吗

在我们的日常生活中，男左女右好像约定俗成地渗透到了我们社会生活的各个方面。上公共厕所，男左女右；戴婚戒，男左女右；结婚照，男左女右等。其实，男左女右还真是大有来头的。据传说，盘古化仙之后，他的身体器官化为日月星辰、四极五岳、江河湖泊及万物生灵。这个传说虽然有神话的成分在内，却为我们提供了一份研究中华民族日神和月神的参考资料。《五运历年记》认为：中华民族的日月二神是盘古双眼所化，日神是盘古的左眼所化，月神是盘古的右眼所化，民间流传的"男左女右"习俗就是由此而来。那么，中华民族的日月二神是谁呢？日神就是伏羲，月神即女娲，均是传说中的上古之神。

在民间，看掌纹也要分男左女右，即男人看左手，女人看右手。但经过掌纹医学研究发现，在掌纹诊病中，疾病的发生、发展并不是按照男左女右的说法而进行的。那么，究竟该如何观察手纹呢？西方大都是以右手为准，因为在西方文化传统看来，左手手纹反映的是先天禀赋，而右手手纹则是一个人的社会阅历、生活环境等留下来的印记。左手手纹一般来说可揭示一个人过去的或者先天遗传的身体健康状况，而右手则揭示现在以及将来的健康状况。

这种说法有一定的逻辑性，但是，经过大量的临床研究表明，察看手纹时应该左右并举，因为右手和左脑半球相联，左手和右脑半球相联。互相参照，这样才能得出较为准确的结论。值得注意的是，大多数人在生活、工作、学习中习惯使用右手，长久以来右手掌纹就会受到一定程度的损伤，对于经常使用右手拿取粗糙物件的人来说，这样的情况更为严重些。因此，在掌纹诊病时应该左、右手同时看，并且根据具体的情况应当有所侧重。

举例来说，脾胃病以左手掌纹为准，肝胆疾病则以右手掌纹为准；肺脏疾病多以拇指处为左、小指处为右为准；如果是心脏病，就需要结合双手来诊断，肾脏上的疾病大多时候是左右对应的。在观察某些疾病时，左半身的对应看左手，右半身的对应看右手。对于乳腺和卵巢上的疾病，左手的对应在左边，右手的则对应在右边。不论什么样的疾病，如果双手同时出现同样的病理纹，那就可以确诊了。看了以上的分析，大家应当明白了，在看掌纹时应当具体问题具体分析。

另外，在观察掌纹时应该选择光线充足的地方，被观察者双手自然伸开或稍稍汇拢，这样，纹线和手掌中的凹凸就会比较明显一些。

掌纹的沉、浮、消、长

掌纹的变化可以用4个字来概括：沉浮消长。

沉，即深的意思，指掌纹纹线明显、印痕较深。在我们的掌上，1、2、3线应该是最深、最粗的纹线，并且这三条主线的深度是手上其他纹线和病理纹的参照标准。如果出现的辅线或者病理纹比这三条主线还深，就称为沉。沉是病情加重的表现，尤其是预示抵抗力强弱的4线沉了，则说明病情已经加重，并且已经影响身体的免疫系统。

不论是主线还是辅线，每条线的始端深于尾端属于正常现象，但是，如果尾端深于始端，则表示体内存在着某种变化，这是疾病由量变到质变的过程。当一条辅线的深度接近或者超过三条主线，这是在暗示这条辅线所对应的体内脏器已经出现问题了。当然，因为体质差异，有时这些变化也不一定全是疾患所致，也有可能是预后。例如，2线过深的人多患有头疼症，过浅也提示头疼。三线末端变浅，说明生命力增强；若三线末端深过主线并且伴有岛形样纹，又可提示病情较重，也可能此时身体正处于正邪相抗的状态。由此可以看出，沉只能表示纹线的动态，却不能以纹线的深度来诊断病症的吉凶。

浮，即浅的意思，指纹线深度较浅，掌纹浅表，断续不清。一般情况下，浅纹提示疾病处于早期且病情较轻。如果久病的人，手上的病理纹由沉转浮，则表示病情好转。不论什么样的病理纹，如果其向浅和消失的方向发展，都说明疾病情况有所好转；如果向深沉的方向发展，则表示病情在往不好的方向发展，要格外引起注意。主线、辅线的末端比始端浅是正常现象，如果始端过浅则不好，而末端向深发展则是好的趋势。比如3线尾部变深，则暗示生命力增强；若3线起点浅，到末端变得浮沉甚至消失，则说明体质较差，身体免疫力太弱；4线虽称作"健康线"，但是4线的出现却是身体不健康的征兆，因而手上有4线的人，如果观察到4线在慢慢变浅，则是好的兆头。

消，是隐的意思，是说掌纹是可以消失的。当然，这里所说的消失指的是纹而不是线。掌中的线一旦生成，主要会发生沉、浮、长的变化而不会消失。即便疾病好转甚至痊愈，也只会部分消失。掌纹细小的纹，如"十"字纹等，经常时隐时现，隐则为消，表示所对应的疾病已经退去，如果出现了，说明疾病回弹。

长，有增长的意思，是指掌中出现新的纹理或原有的纹线变长。人手上的纹是随着身体的健康变化而沉、浮、消、长的，这里的长，针对的就是纹。当一个人长期处于情绪不稳或身体欠佳的状态时，掌中就会新生出很多细小的纹。比如，患有亚健康的人，手上的细小纹理就会比健康的人多一些。当一个人手上出现这种细小的纹时，如果对身体加以调理，它们就会消失；如果任由身体往不好的方向发展，那么它们就会长久留存在上手，并且，随着身体状况的恶化，这些纹有可能会变成线而留下终生的印记。如果主线、辅线变长了，或者主线和辅线之间长出枝杈状的纹理，并且使其连接起来，那么小纹线经过长时间的增长，也会变成深纹。

掌纹的"沉""浮""消""长"是随着身体健康的变化而变化的，是观察身体健康状况和诊断疾病的重要依据。

纹色与疾病的关系

掌纹各条线中的色泽亦显示体内真气、体魄、气血、津液的盛衰，因而每条掌纹颜色的出现及其含义都需要针对个人不同的情况进行细察。在察看时需要排除与化学物的接触、物理的刺激、体内的炎症、饮酒、热量以及情绪的变化等。最好的看掌纹的时机应当是早上起床后 10 分钟左右。

一般地说，掌色、纹色、手肤色泽以明润活跃为好，灰暗苍白多提示有慢性消耗性疾病。人到老年肌肉松弛，肌肤多皱，缺乏弹性，颜色亦多黄滞，则属于正常现象。

正常的纹色明晰粉红而润泽，说明循环良好，充满活力。如果三大线纹呈灰白色者，提示体力不足，缺乏精力与活力。掌纹呈红色者，多正常健康；掌纹呈金黄色，多提示有肝胆疾病；掌纹呈蓝色，提示循环系统不佳。如果连甲床都呈蓝色或紫晦色，提示肾功能有疾患；掌纹呈黑色、颜色暗涩者，多由瘀血或血液循环缺氧引起。

为了能够比较准确地通过掌纹进行诊病，专家提出了"四不看"，即酒后不看，吉凶难分；生气暴怒后不看，阴阳难分；环境嘈杂、人多的地方不看，人多分心、神难专注、视而不清；心神不宁、有要紧事要做时不看，心不在焉，视而不见。

总之，手掌气色暗淡，或者有失光泽，或者出现许多障碍线、破坏线、岛纹等，都不必顾虑重重。手纹只是一种象征，它的出现并不能决定你一生的健康、生活状况，良好的体魄必须依靠自己去创造和争取，即使体内有病理变化而出现病态手纹，也应振作精神，及时检查诊治，战胜病邪。如果思虑过多、忧心忡忡、萎靡不振，或者郁郁寡欢，很有可能促使病情激化，反而影响了你的健康。

观生命线知健康

生命线是纵贯于拇指和食指间的一道深沟。健康的生命线的手纹线条连续不断，纹路清晰，呈粉红色，逐渐变细。生命线所包围的大鱼际范围越大，则表示身体越健康、身体素质越好。

生命线不但可以反映一个人的精力强弱、个性缓急、是否生大病，还可以表示健康状况，即先天遗传素质和后天保养状况。

多重生命线

有两条或两条以上生命线，表示生命力极为顽强，尤其在生病时有很强的抵抗力、忍耐力和奇迹般的自我康复能力。

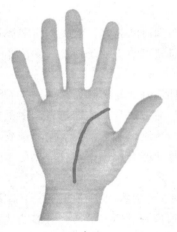

生命线

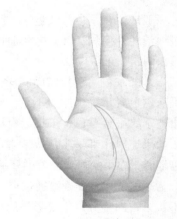

多重生命线

生命线内侧有小弧线

如果在生命线内侧出现了一条小弧线，则提示肠道功能失调，多为便秘。

生命线起点断裂

如果生命线在起端部位有断裂，则提示此人幼年时期曾有过严重的疾病，比如肺炎、猩红热、伤寒等。

生命线断断续续

若生命线呈现断续状态，则提示呼吸器官有问题，尤其是肺部发生病变。

生命线起点靠近拇指

如果生命线的起点偏向拇指，那么生命线的弧度就相对小了，由它围成的大鱼际面积也相对减小，这种生命线预示着低血压。其主要临床表现有易患感冒、头痛头晕、食欲不振、消化不良、疲劳，严重者有呼吸困难、昏厥等症状。

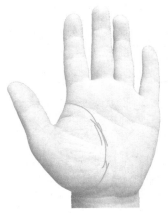

生命线断断续续

生命线包绕面积过大

如果生命线包绕的面积过大，超过中指中线，则提示有高血压。

生命线与智慧线连接部分呈链状

拥有这样生命线的人，一般会精力不足、多病、缺少活力。

生命线起点呈羽状且为浅黑色或灰褐色

生命线起点呈羽状并呈浅黑灰色和褐色，木星丘灰暗，生命线上段、中段和末端都有羽状纹，提示消化系统功能弱，有肠胃病，消化不良，营养吸收不好，脾胃不和。

生命线出现多段障碍线

生命线上出现多段障碍线，一般提示先天营养不良，青少年时期多病体弱，多伴有天庭狭小、有凹陷。若拇指丘外侧呈青灰色、有青筋暴露，更提示脾胃不合。

生命线呈蛇状

生命线呈蛇状，表示心脏功能和血管功能虚弱。

生命线金星丘一侧有向下羽状纹

生命线金星丘一侧有向下羽状纹，提示小肠燥热、便秘、肠吸收功能不好、胃肠功能差。

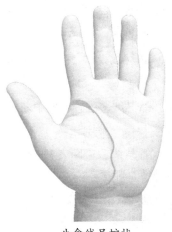

生命线呈蛇状

生命线延伸到地丘

生命线如果延伸到月丘下的地丘，则表示易患肾和生殖系统疾病，女性很可能有妇科病。

观智慧线知健康

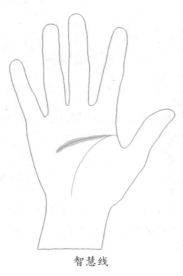

智慧线

智慧线又称头脑线，一般起点与大鱼际曲线在一起，纹线逐渐变细，终于小鱼际到无名指下垂直线处。标准的智慧线纹深而长，明晰不断，颜色红润弯曲呈优美的弓形，这条线向来被认为是神经系统功能的象征。

智慧线分布的区域主要反映人的消化、神经和精神方面的状况。由于人的精神生活愉快与否往往对生理状况有很深的影响，因此，智慧线能够明显地表示出人的生活态度以及支配环境的能力。

智慧线太过平直

智慧线过于平直的人，肝火旺盛，易引发肝部和心脏疾病。

智慧线过长

如果智慧线太长，下垂近腕部，则提示神经衰弱。

智慧线模糊

智慧线模糊不清，而且断断续续，提示肠胃消化系统发生病变。

智慧线中断

智慧线多处直、曲中断，提示心脏先天器质性病变（如瓣膜闭锁不全）。

智慧线假中断

智慧线假中断者，提示先天遗传性心脏病变有所修复，但未根除；易患神经官能症。

智慧线上出现岛纹

智慧线上出现岛纹者，易患头晕头痛，头部血液循环障碍，甚至容易引发脑部疾病，如脑瘤。

智慧线中指下面出现岛纹

智慧线于中指下面出现岛纹者，提示心房、心室进行性病变，且伴随着中枢神经系统的病变。岛纹越大，意味着病情越严重。如果有切线在健康线附近穿过智慧线，并与生命线、感情线相交，提示脑血管系统病变，主要症状有头痛、头晕、偏头痛、休克、高血压、脑溢血、血管栓塞等，如果两手都有岛纹，表明病变较为严重。

智慧线与玉柱线连接处呈现三角纹

若智慧线与玉柱线相交处有三角纹且无名指下方有横向岛纹，则表示患有眼疾（近视、远视、散光、白内障和青光眼等）和神经系统衰弱。

智慧线末端分叉多

此线状提示有先天性心脏病。

智慧线沿着生命线

智慧线沿着生命线下行者，容易头痛、头晕。

智慧线呈现蛇状

智慧线和健康线均呈蛇状者，易患脑部疾病。

智慧线末端过于下垂

智慧线末端过于下垂者，易患神经系统的功能障碍。

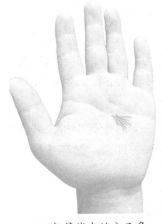

智慧线末端分叉多

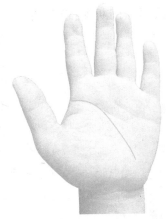

智慧线末端过于下垂

观感情线知健康

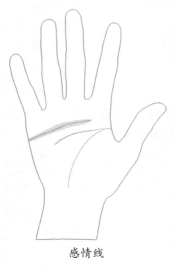

感情线

感情线也叫心线。它是由小指侧的掌边开始，弯向食指方向，到达食指和中指指缝之间。健康的感情线纹理清晰，连贯不断，颜色红润，末端不短于中指中心垂线。

通过感情线来检查一个人的身体状况也能得到不少信息。感情线与心脏的关系最为密切，能清楚地反映出以心脏为主的循环系统的运行状况。

感情线。它反映了脑血管功能和中枢神经功能及性功能。

感情线起端出现岛纹

如果在感情线起端发现岛纹，则提示患有头部疾病和咽喉疾病。

感情线长到食指

感情线过长到达食指者，则提示胃肠植物神经功能紊乱，常患胃肠疾病、消化系统不良、感冒。

感情线间断

感情线中间断成若干段者，提示肝脏免疫功能较差。

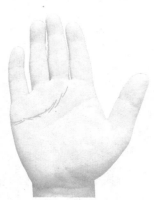

感情线断落为细线

感情线断落为细线

感情线断落为细线者，很容易因为精神压力而患病，特别是神经系统的疾病。

感情线被障碍线切断

感情线中段（无名指到中指）若有障碍线经过，且有岛纹，则提示循环系统和呼吸系统疾病。

感情线断断续续

具有此种感情线的人大多心、脑、神经存在健康问题，很可能患有先天性心、脑疾病和神经衰弱，精神分裂。

感情线长线段断落

感情线呈较长线段断落且手掌小者，容易患上血压偏高或偏低疾患——如果金星丘、月丘、水星丘、太阳丘、土星丘丰硕且带有很浓的红色，则表示高血压；如果诸丘苍白晦暗则为低血压。

感情线血色不正

如果感情线不但血色不正，而且呈断断续续状态，则提示肺部很可能发生病变。

感情线多条且颜色晦暗

感情线有多条且颜色晦暗者，易患耳疾和肾脏疾病。

感情线呈锁链状

如果感情线呈现为锁链状特征，则说明此人自幼呼吸系统功能较差。

感情线末端分叉多

感情线末端分叉多，且有鱼尾纹，则表示易患乳房疾病。

观健康线知健康

健康线由掌根中部出发斜向小指根部。大多数正常人无此纹，反而身体不健康、身心疲倦的人才有。因此，它的实质是"不健康"线。

健康线的存在表示身体有慢性消耗性疾病，尤其是消化系统和呼吸系统疾病。健康线的形态不同，可反映出脏腑的不同状况。

健康线弯弯曲曲

如果健康线呈弯弯曲曲状且延伸向小指，多表示肝肾功能亏损或其他肝肾疾病。

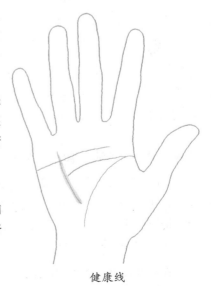

健康线

健康线断断续续

如果健康线呈断断续续状且延伸向小指，则说明患有脾胃方面的慢性疾病。

健康线呈锁链状

如果健康线呈锁链状且延伸至小指，则表示很可能出现了肺功能亏损，容易发生呼吸系统疾病。

健康线穿过生命线

若健康线穿过生命线且延伸至小指，多暗示心血管系统疾病。

观事业线知健康

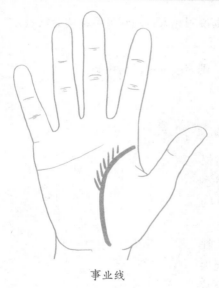

事业线

事业线也叫命运线或机遇线。它是由手腕中央向上延伸至中指下的掌纹。此线并非人人都有，它与遗传有关。

事业线的生理意义主要在于它既可以反映一个人适应能力的强弱，又可以反映人的体质、心血管系统及精力的盛衰状况。

事业线中断

事业线突然中断者，则面临着中断区对应器官的意外病变。

事业线下段线纹紊乱

如果事业线下段——位于地丘部位的一段纹线紊乱、细弱，则提示肾功能或泌尿生殖系统功能衰弱。

事业线在劳宫穴下方一段出现病变符号

如果事业线在掌心劳宫穴下方的一段出现病变符号，则提示胃、脾、十二指肠、小肠、空肠、回肠、大肠可能发生病变。

事业线与感情线相交区出现病变符号

在命运线与感情线相交区段，不管在中指下方、食指下方还是在中指与食指缝的下方、中指与无名指缝的下方及无名指下方，如果发现半岛、半菱形等病变符号，则提示由于用脑过度、精神高度紧张而出现冠心病、脑血栓、脑溢血、高血压、脑部充血、脑供血不足、头晕、头痛、头顶痛、偏头痛等病患。

事业线与智慧线相交区出现病变符号

若在事业线与智慧线、感情线相交区出现病变符号，则提示头部和脑部的疾病引发心脏功能障碍和血液循环功能障碍。

观性线知健康

性线是小指根掌尺侧缘的几条短的横纹，大多数人有 2~3 条。健康的性线应该、清晰、颜色淡红。它主要体现人的生殖功能的强弱。

性线细弱

如果性线又细又弱，则说明此人的生殖功能比较差。

只有一条或没有性线

只有一条或没有性线者，男性很可能患有少精、无精、阳痿等生殖系统疾病。若为女性，则提示发育不良。

性线过长直至无名指

若性线过长直至无名指或感情线，则提示此人容易患有肾、前列腺或妇科方面的疾病。

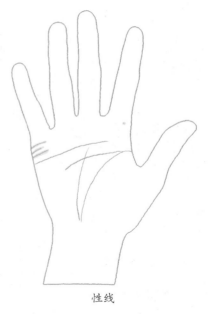

性线

观手腕线知健康

手腕线就是手腕处的两条横纹。它代表着生殖功能的强弱。

手腕线残缺或有静脉浮露

如果手腕线残缺不全、靠手掌手腕线上有星字纹符号，或者在手腕处

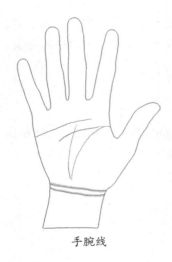

手腕线

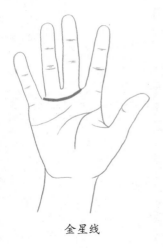

金星线

有几条静脉浮露，则表示肾及生殖功能较差。若是女性，则容易患上妇科炎症。

儿童手腕线呈丝状

若小孩手腕处有静脉浮现，头发似的一缕一缕地连接在一起呈麦穗状，则说明小孩的消化系统存在障碍，或者营养不良。

观金星线知健康

金星线也称肝线。它是在感情线上食指之间的横纹线。

有金星线者不宜饮酒

有金星线者，表示肝脏对酒精的解毒能力差，易患酒精中毒、肝硬化、慢性肝炎。因此，有此线的人最好不要喝酒。

观辅纹知健康

除了以上几条主要线纹，手部还有大量的其他纹路。它们也能或多或少地反映人身体内部的健康状况。

副生命线

它是指生命线旁边大鱼际内侧出现的一种掌纹，因它与生命线紧紧贴在一起而得名。副生命线的生理意义主要在于长期注重保养的人往往会有此线，有此线者说明肾气充足、身体强健、精神饱满，且身体调节能力好，抗病能力强。

贯桥线

它是指承接生命线和食指屈掌褶纹的连线。如果此线呈现，则表示有心脏功能障碍。

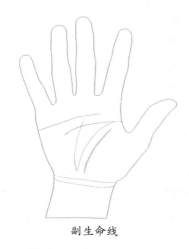

副生命线

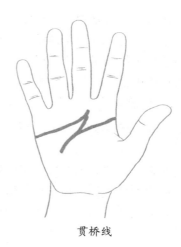

贯桥线

指纹

指纹是指指腹先天的自然纹。通常比较多见的有涡斗纹、螺斗纹、箕指纹、弓形纹、帐式弓指纹、马蹄样纹、S形指纹。

如果男性十指中有5个弓指纹和指纹开口偏向大拇指的箕指纹，很可能患有先天性不育症。若儿童双手指肚纹弓形角度大，且占六指以上，则提示可能反应迟缓。

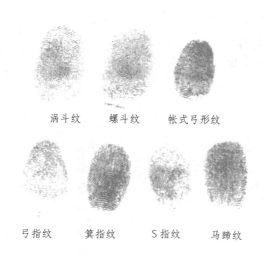

涡斗纹　　螺斗纹　　帐式弓形纹

弓指纹　　箕指纹　　S指纹　　马蹄纹

指节屈褶纹

它简称指节纹，指的是手掌十指每节承接处一两条粗而明显的横纹。

若十指第一指节纹只有细而浅的一条，表示可能此人在学习及其他活动中注意力不易集中，大脑经常开小差，通常注意力集中时间不能超过 20 分钟。若十指每余指节纹均呈一道细而浅的横纹，表示此人可能大脑反应迟钝、痴呆。

手背指节纹

它就是指节纹各关节手指背对应处之纹。

一般情况下，若此纹呈两三条切形状弯曲，则提示人的大脑发育健康；如果只有一条，则说明此人反应迟钝；若指节纹呈现咖啡色，尤其无名指最为明显，则提示胆囊有疾病。

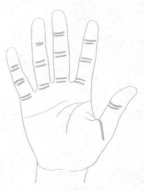

指节屈褶纹

坤位马蹄样指纹

食指、中指、无名指、小指之缝掌面指样纹多，且开口较大，则提示此人反应迟缓。一般正常人在无名指与小指缝下坤位处均有马蹄指样纹。

寿线纹

寿线纹也叫第二健康线。它由生命线起点向手背方向延伸或此线末端延伸变深。这是人进入老年身体健康、长寿的象征。

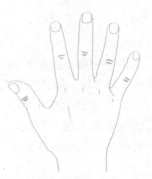

手背指节纹

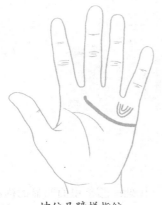

坤位马蹄样指纹

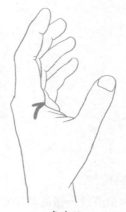

寿线纹

金月丘指样纹

它指的是手掌月丘、金星丘有指肚样纹。

若有此纹出现，则表明此人即使看上去非常壮实，事实上耐力非常差。若双手都有此纹，则提示此人如果患有大病，康复将非常缓慢。其主要原因是抗病能力、免疫力和忍痛能力都比较弱。在临床中我们发现，一个人若双手金月丘有指样纹，十指中有七个以上指纹开口均向小指侧，则提示此人平时注意保健，这样的指掌纹在癌症患者中比较多见。

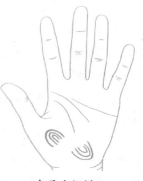

金月丘指样纹

生殖线

四指掌屈褶纹起端呈根须状纹，它主要反映一个人生殖能力的强弱程度。

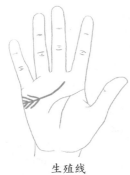

生殖线

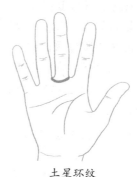

土星环纹

土星环纹

它是指手掌离位有一条弧线正好扣住中指根部，是标准的土星环。它反映的是眼睛和肝脏问题。

若土星环移扣到食指，表示身心健康；若土星环内呈凹状，其色晦暗，则表示心功能存在障碍。

放纵线

它是指小鱼际处有一条或数条朝生命线方向沿行的横线。

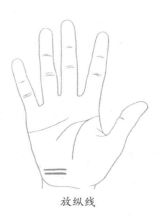

放纵线

有此线者，暗示性生活过度，或者患有糖尿病，生活不规律或长期熬夜，或者接触过毒品、麻醉品。如果小儿有放纵线，则表示经常夜啼或者长时间俯卧睡觉。

肝分线

它是指性线延长超过无名指中线，也可称作酒线。

有此线者，多提示过量饮酒或药物中毒导致肝功能障碍。关节炎痛风患者多见此纹，在接触毒品及肝脏疾病患者手掌部也多见此纹。

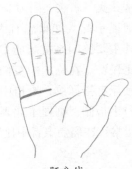

肝分线

过敏线

它是指连接食指、中指指缝与小指无名指缝之间的弧形连线，也称金星环。此线提示过敏性体质，有此线者易患药物、皮肤、支气管过敏。

如果过敏线无论从何方生出，都走不到位，则不能说明体质过敏；如果两边均生出但中间有斜行书样连接状，则有过敏诊断价值。通常过敏线有一条或两条，纹路明显，临床价值很大。

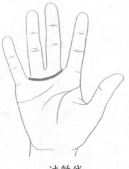

过敏线

异性线

在靠手掌打击缘掌面上有横"丫"字纹，称为异性线。

如果青年人双手掌均有许多横"丫"字纹，则提示房事过多，应提防泌尿系统感染。

悉尼线

它指的是生命线延长至打击缘的线。悉尼线是掌纹研究者于 1970 年

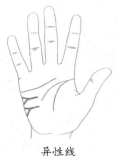

异性线

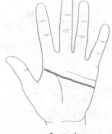

悉尼线

在澳大利亚悉尼发现的一种特异变化掌屈褶纹，在临床中代表各种恶性病变信号。

　　如果发现双手均有悉尼线，线末端又有岛纹，则表示所患疾病应引起高度重视，观察其手掌变化来指导病人去医院到某一科做检查；如果儿童双手有此线，则表明发热致使智力发育受到影响，或易患过敏性紫癜病。

水星垂线纹

　　它指的是坤位小指、无名指缝下有几条纵细线。此线反映生殖泌尿系统疾病，如果其色状粗而明显且有两三条，则表示患有下肢乏力症。

胚芽纹

　　它是指生命线上部靠掌心侧的数条排列向上的小线。

　　它的生理意义在于反映气血双亏、血压偏低、体质差、感冒等状况，脑力劳动者多见此纹。有此纹者应该加强体育锻炼、注意营养。

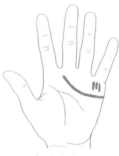

水星垂线纹

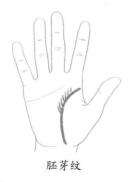

胚芽纹

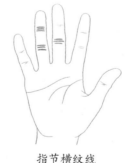

指节横纹线

指节横纹线

　　它是指节掌面出现的数条横细线，以无名指第二节面横纹为代表，也称病纹线。有此纹表示多病、体质差和内分泌失调等病症。

通贯掌

　　通贯掌即四指掌屈褶纹与生命线融合在一起的掌纹，也称转道纹或者断掌。此纹与遗传有关。它可以反映人的体质、疾病的发展方向，有此线者易头痛。

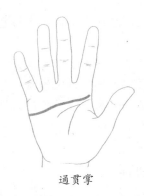

通贯掌

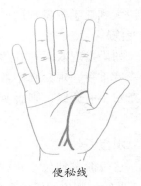

便秘线

便秘线

它是指从生命线下部靠掌内处走向月丘处的几条流苏样支线。如果有一条较长支线，则提示长期性顽固便秘。

顽固性便秘是导致黄褐斑、扁平疣等病患的直接原因，更是百病之源。

颈椎线

它是指中指和无名指缝下掌面智慧线上侧生有的走向小指根方向的支线。有此线出现，暗示患者有颈椎增生病。

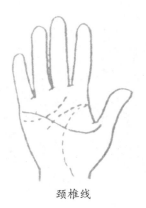

颈椎线

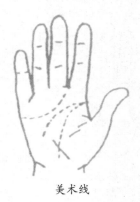

美术线

美术线

所谓美术线就是指生命线末端有一条先天性斜穿的线。有此线者，大多自幼喜欢美术，或有艺术天分。然而，随着年龄的增长，有此线者易患腰痛病。

其他类型细纹

手部除了上述的各种主纹、辅纹，还呈现着其他类型繁多的细纹。这些细纹变化较多，而且随着健康状况的不同时隐时现。因此，掌中各种类型细纹不能忽视，根据其出现的位置和是否压住或穿过主线等可以判断健康状况。

岛纹

在线上发现的梭状、橄榄形状、蛋壳状的线纹叫岛纹。

此细纹越显完整或没有缺损，越对健康不利。如果三大主线任何一线都出现明显岛纹，则提示着体内存在病理变化，可能要有大病发生。此细纹小如米谷、大如橄榄。

十字纹

顾名思义，十字纹为十字形交叉的线纹，长 0.5~1.0 厘米，多跨于大鱼际曲线和玉柱线上，也有单独出现的，其实质就是障碍线。

通常情况下，十字纹预示着不健康。如果十字纹压在土星丘位置的玉柱线上，则提示晚年易患脑血管病，但必须压在玉柱线近端的中心才有意义。十字纹若在土星丘旁，或在食指与中指、中指与无名指根部之间的夹缝中，则提示此人体质欠佳。若掌心部呈现十字纹则提示易患心脑血管病。

星纹

这种纹线呈星形，其中心部分有一集中点，并以点为中心出现 6 条以上的放射状细纹的纹线。它的出现一般来说不是疾病的征兆，只有当它压在中指根下玉柱线端，才表示易患脑血管意外病。

四方纹

该纹也称方形纹、方格纹、井字纹。通常呈四角形或长方形或像"井"字，大多并不规则，有的还呈菱形，经常出现在食指根部或玉柱线上，也可出现在大鱼际曲线上。

重病之人如果出现该纹，其病情可能大多有可逆性。换句话说，它的出现预示结果并不坏。如果在一条纹线中断处出现该纹，即使体内产生某种病理变化，也提示着可以缓解病情的恶化。

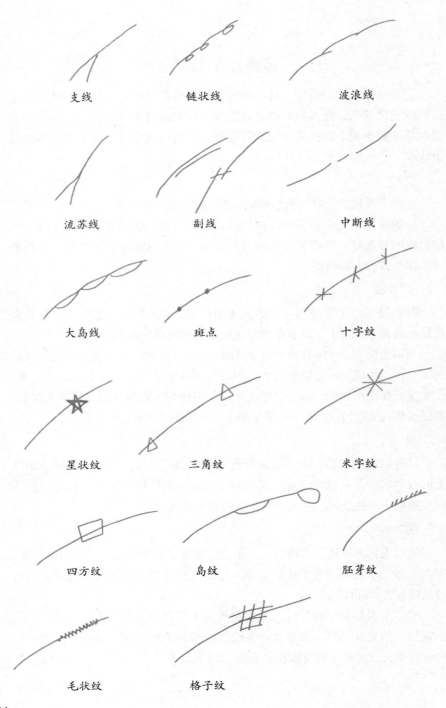

支线　　　　链状线　　　　波浪线

流苏线　　　　副线　　　　中断线

大岛线　　　　斑点　　　　十字纹

星状纹　　　　三角纹　　　　米字纹

四方纹　　　　岛纹　　　　胚芽纹

毛状纹　　　　格子纹

叉状纹

叉状纹即线的头尾作叉状者，又叫股线。此线向上叉为好，例如玉柱线向上的终点呈叉状，预示健康状况良好。

流苏线

流苏线即主线的终点处向上下或左右分出一丛丛的支线而呈流苏状。该线的出现会使主线原有的优点被破坏或者削弱，例如大鱼际曲线末端呈流苏状，则提示可能妇女多会罹患妇科病或不孕症，若在老年人手上出现则提示可能身心衰弱。

毛状纹

它指的是在有关主线的两旁或向下的一边，岔出许多如细毛似的短线。该线出现时会减弱主线的力量。例如横曲线有毛状纹向下，则提示精力不足、易疲劳或神经衰弱。

各种类型的细纹出现的意义要根据其出现的位置进行判断，但现在大多还需要进一步地深入临床了解，具体含义离不开客观数据的支持。

第五章
观手指知健康

手指是手的重要组成部分，是人体上肢的末端，在经脉上是阴阳交界的地方，气血流注至此而复回，尤其能反映人体的健康问题，因此观察手指勘察病情，在临床上具有重大的现实意义。

观手指形态知健康

人体的五个手指不但可以反映相应脏腑的问题，还可以相对地反映各个时期的身体状况。如拇指多反映一个人幼年时期的身体状况，食指更多地反映的是青年时期的身体状况，中指多反映壮年时期的身体状况，无名指多反映中年后期的身体状况，小指多反映老年时期的身体状况。

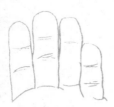

肥胖指

◆ 观手指强弱

通常情况下，人的食指和拇指最为有力。身体健康的人的五个手指都发育得完好、饱满有力。如果有某一个指头显得特别瘦弱，多反映其对应腑脏和年龄阶段健康状况较差。

观手指肥瘦

如果手指呈肥胖状，甚至指节间的肌肉都凸起来，那么就得警惕血脂偏高、容易乏力、脂肪肝等疾病了。而手指偏瘦甚至歪斜，尤其是五指并拢时手指

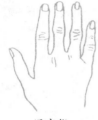

漏空指

间漏空者，则提示在某阶段健康状况较差，大半因脾胃虚弱而致。

观手指长短

标准的手指是小指挺直、拇指粗壮，而食指、中指、无名指要形成完好的搭配。正常的中指要比无名指和食指长半个指节左右，而无名指和食指的长短则是等齐的。

观手指软硬

手指一般分为柔软型和硬直型。柔软型特别是拇指的关节非常柔软，其指端能屈向后者，大都身体较瘦弱。手指属硬直型的其人大都身体较为强壮。

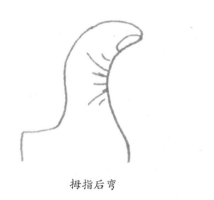 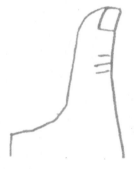

拇指后弯　　　　　　　　　　　拇指硬直

观手指血色

手指红润是气血运行良好的表现。若指端苍白，则为气血不足，手足怕冷，身体瘦弱；指端呈红色，为瘀血，气血运行不畅，多见于疲劳过度者；指端紫暗者，为瘀血瘀滞，气血不通，老人多出现危象；若全掌暗淡无红润光泽，则多提示身体出现肿瘤。

观指形规律知健康

指形细分为许多种类型，但就其规律，我们可以总结为以下几点。

粗短指形

一般指短、掌长形的手指属于这个类型。其主要特点是直而有力，筋骨厚实，经脉气血旺盛，多属体力劳动者、适合动的工作。

缺陷是容易患肝火盛、血压高、糖尿病和消化系统疾病，尤其是手背有青筋凸显扭曲者更加容易发生这类疾病。这种指形的人最好练习太极拳，以平衡心中盛火。

细长指形

这种手形和指形的特点是纤细柔软，手指较长，肤色较白，肌肉富有弹性，青筋隐而不露。这种人多属脑力劳动者。

缺陷是指形瘦弱，经脉气血流通缓慢，体质弱，容易患神经衰弱，胆怯，精神紧张，往往思虑过多而导致乏力，呼吸系统和生殖系统功能较弱，特别容易发生脾胃方面的疾病。

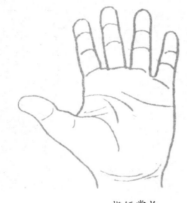

指短掌长

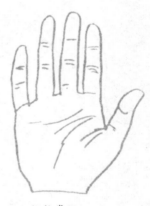

指长掌短

圆形指形

这种指形的特征是长短适中，手指圆而滑，供血足，回血稳，微循环较为正常。具有此指形的人即使生病，也较轻且能很快恢复，属于健美类型。

五指指尖倾斜度及含义

观察指端倾斜度，就是从手指侧面观察指端的形状及倾斜程度。绝大多数的指端倾斜面呈缓和弧度，逐渐向指背之甲尖倾斜，弧线不同，其意义也不同。

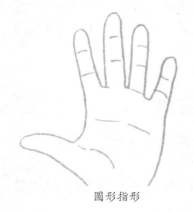

圆形指形

观拇指知健康

五指之中拇指最为重要，是手的最重要部位，与其余四指有相对等的功能。标准的拇指长度是在五指并拢时同食指第一节的一半等高。它主要代表一个人的遗传因素和脑力的强弱。大拇指圆长强壮、指节长度平均，是健康的象征。

拇指关联肺和脾。它分布着手太阴肺经，肺经从腕后（寸口）延伸到大鱼际，沿着大鱼际边缘，延伸至大拇指桡侧末端的少商穴，是与肺和支气管等脏器有密切关系的经络。通过观察大拇指，可以得知人体整体素质的强弱。

首先，能够检查性功能的状况。有力按拇指腹2秒钟，如果肌肉弹性恢复凸起较快，则说明精气旺盛；如果拇指肌肉弹性恢复较慢且有凹陷，则说明精气衰退——男性容易患早泄，甚至阳痿；女性则性冷淡，甚至容易患上严重的妇科疾病。

此外，大拇指下的鱼际肌肉还可以反映人体的心肌状况。若大鱼际肌肌肉弹性恢复很慢，则提示此人心肌劳损、心力不足；反之，则说明此人心肌状况良好。因为大鱼际跟呼吸器官、大肠、胃、胰脏等器官功能关系密切，所以鱼际肌肌肉还可以反映消化功能、血液循环等器官的运行状况。总之，大鱼际按压后呈凹陷状，则提示相应的脏腑器官功能下降、气血不足甚至发生病患。

拇指呈圆球状
如果大拇指尖端呈圆球状，则提示此人可能会经常出现头痛症状。

拇指呈蜂腰状
若大拇指呈蜂腰状，则提示此人易患乏力症。

拇指粗大
大拇指过于粗大，提示此人容易患胃病。

拇指指腹扁平
大拇指指腹扁平，弹性差，提示此人体质极差，易患感冒。

拇指丘呈紫色瘀血
如果拇指丘呈紫色瘀血现象或指丘薄弱，提示此人多半会出现呼吸系统和肠胃疾患。即使目前未见明显异常，但如果指丘渐瘦，色泽转黑，还是应有所注意。

拇指指根变细

若发现拇指指根变细，则应该对呼吸道和肠胃病变有所警惕。

拇指第二指节掌面纹杂乱

拇指第二节指节掌面纹杂乱，且有十字纹，提示此人易患头痛。

拇指指掌关节缝纹理杂乱

如果拇指指掌关节缝的纹理杂乱，则提示此人容易发生心脏疾患，多见心烦、心闷等。

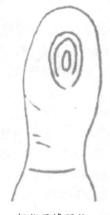
拇指呈蜂腰状

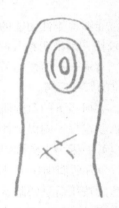
拇指第二指节掌面纹杂乱

拇指指掌关节缝出现青筋

有此状况，则说明此人容易发生冠心病、冠状动脉硬化等。

拇指近掌节中间出现横纹

若在拇指近掌指节中间发现一道横纹，则提示此人吸收功能较差。横纹越多，证明障碍越多，其吸收能力就越差。

观食指知健康

食指分布有手阳明大肠经和手太阴肺经两条经脉。

手阳明大肠经开始于食指末端桡侧的商阳穴，沿食指桡侧上缘，延伸于第一、二掌骨之间，向上延伸入拇长伸肌肌腱和拇短伸肌肌腱中；手太阴肺经从腕后桡骨茎突上方分出分支，向手背到达食指桡侧末端，接手阳明大肠经。

食指主肝功能和肺功能。当肝功能和肺功能出现器官功能异常时，食指就会产生某种反应。

食指的长度以在五指并拢时到达中指第一节一半处为标准，以圆秀强壮、三个指节长短均匀为好，这是消化功能良好的表现。

食指内分布有大肠经，因此食指和大肠有着密切的联系。位于食指指甲下方的商阳穴是大肠经的井穴。因此，刺激商阳穴是促进大肠等消化器官功能最有效的方法。

食指长于中指

食指长于中指，提示此人易患心脏病。

食指第二节偏细

食指第二节变成蜂腰状，提示此人易患慢性支气管炎。

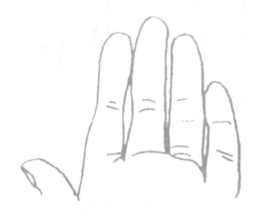

食指第二节偏细

食指第二节粗壮

食指第二节粗壮，说明此人长期缺钙，牙和骨头以及指甲容易损伤。人体的骨头，只有在牙齿和指甲处可以直接看见，因此依据此两者的受损状况可以判断肝肾的健康程度。

食指苍白瘦弱

食指苍白瘦弱，提示消化功能差，这种人容易疲劳，精神常萎靡不振。

指头偏歪

如果食指指头偏歪、指节缝隙大或纹路散乱，则提示此人消化系统疾病影响脾胃纳食运化功能失常，特别易患大肠疾病。

食指出现青筋

如果食指出现青筋（静脉血管凸现），则表示大肠有积滞或宿便，特别是小孩食指青筋过三关，则表示可能有危症。

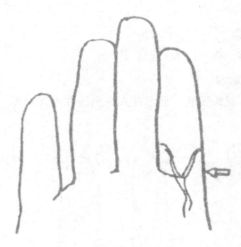

食指出现青筋

观中指知健康

中指分布有手厥阴心包经，它从掌长肌肌腱和桡侧肌肌腱正中进入手掌，沿着中指内侧延伸到中指末端的中冲穴。心包经与心脏及循环系统关系密切。由于心包经与小肠也有内在联系，因此中指在一定程度上能反映消化系统的运行状况。

中指属心，居中，主精神，代表人的主观意识。通过观察中指，可以对人体的心脑血管功能进行诊断。

健康的中指圆长健壮，它的长度应高于食指和无名指，三个指节长短平均，指形直而无歪曲，这表示此人身体状况良好，元气充足。

中指短小

若中指比相邻手指短，则提示此人易患心律失常等疾患。

中指偏长

若中指特别长，则提示此人易患腰痛病。

中指苍白、细弱

若中指苍白细弱，或指头偏、指节漏缝，则说明此人心血管功能差或者贫血。

中指指掌关节横纹有青筋

中指指掌关节横纹出现青筋，则提示脑动脉硬化，容易出现头痛、头晕症状，甚至中风。

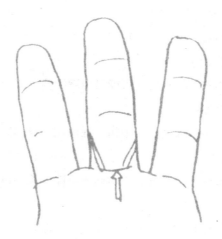

中指指掌关节横纹有青筋

中指指根呈紫色

若中指指根一带有片状的瘀血，指压会有剧痛的感觉，则提示可能会有中耳炎的发生。

中食指连接处硬化

如果在中指和食指连接处出现硬化现象，食指不能活动自如，则提示阑尾炎已经开始发作。如不尽早治疗，就很可能会转化成急性阑尾炎。

观无名指知健康

无名指也称药指、环指。它分布有手少阳三焦经和手厥阴心包经两条经脉。其中，手少阳三焦经从无名指靠小指一侧末端的关冲穴向上延伸，循行于第四、五掌骨之间，沿手背到达腕关节外侧；而手厥阴心包经从掌中分出，沿着无名指靠小指的一侧分布于手指末端，与手少阳三焦经相接。无名指与淋巴系统和内分泌系统有着密切的关系。

无名指主肝胆。肝胆血液循环不良，身体功能自然下降，此病症在无名指上的反映非常明显。一般而言，健康的无名指指形圆秀健壮，其长度以至中指第三节1/3处为标准，指节长短平均，指形直而不歪。多活动无名指可以缓解大脑疲劳。

无名指长于食指
无名指长于食指者，可能体质较佳。

无名指与食指等长
无名指同食指等长，提示此人可能易患脾胃病。

无名指同中指等长
无名指同中指等长，或稍长于中指，提示此人身体健壮。

无名指指节纹理杂乱
无名指短且指节纹多而杂乱，提示此人可能先天性体质差。

无名指尖端呈鼓槌状
无名指指端呈鼓槌状，提示此人可能心脏功能较差。

无名指活动迟缓
无名指活动迟缓，表明此人可能患有癫痫病。

无名指第二指节纹发黑
无名指第二指节纹呈青黑色，提示此人可能胆囊有病症。

无名指细而无力
无名指细而无力，提示此人可能患有胆囊疾病。

无名指背第二关节疼痛

如果无名指指背第二关节疼痛，且皮肤硬化或呈紫色瘀血状等现象，则提示此人应该注意肝胆问题了。

观小指知健康

小指能反映出心脏、生殖系统之强弱。

小指上分布着手太阴心经和手太阳小肠经两条经脉。其中，手太阴心经从手掌沿着小指内侧延伸至指甲内侧末端的少冲穴，与手太阳小肠经相接，是与心脏及血液循环系统有着密切联系的经络。而手太阳小肠经起自手小指外侧末端的少泽穴，沿着掌侧和背侧的交界线上到腕部，与小肠有密切联系。小指连着心、肾、子宫、睾丸等器官。

一般而言，健康的小指以长直粗壮、长度到无名指第二指节纹处、指节长短平均为佳。

小指虽然小，却反映了一个人的先天素质，包括循环系统、泌尿生殖系统的功能。小指粗壮可弥补其余四指的不足，反过来其他四指粗而小指弱的话，就是先天之气不足了。

小指标准健康

小指标准健康、甲面润泽明亮，提示此人先天肾功能良好、性功能强。

小指反应敏感

指压小指第二关节，如有剧痛，则提示此人生殖器官可能异常。

小指根部呈蜂腰状

小指根部呈蜂腰状，提示此人性功能可能正处在消退阶段。

小指掌指面静脉浮露

小指掌指面有静脉浮露，提示小便不畅、热淋。如果肤色红，表示病轻；色发青，表示病重。

小指颜色发紫、变硬

小指发紫、变硬，这可能是膀胱、心脏、子宫、睾丸、肾脏等内脏器官发出的警告信号，必须马上接受治疗。

小指第一指节有浊紫色瘀血

小指第一指节呈瘀血状的浊紫色，则表示小肠消化吸收功能不良，容易患腹泻。

小指异色且皮厚

小指近无名指侧皮增厚，或变异色，提示可能有心脏病的发生。

小指短小弯曲

小指短小而弯曲，无论男女均提示易患不孕不育症。

第六章
观指甲知健康

　　人的指甲虽小，其功能作用却不能忽视。它不但可以保护手指避免受到不必要的损害，还可以帮助人们从事细密的工作，如进行编织或者弹奏乐器。

　　指甲是筋骨延伸的余部，可以反映内脏的疾患。通过观察指甲形态诊病历史悠久。人体的指甲形态和遗传有着密切的关系，甲形一般与脸形相似。按照传统的中医经络理论，手指甲根部分有 12 个穴位点是经脉阴阳交替之处——实质就是经络气血所出之处，甚至可以将它们比作经络的源头，即十二井穴。

　　自甲根起源的气血能通过全身经脉灌输至人的五脏六腑，血气联系密不可分，前者为阴、后者为阳，它们共同维持机体的生理运行。指甲依靠濡养以维持其健康的色泽形态。血虚、血瘀、血热均可以引起指甲形态的变化。五脏的虚实、气血盛衰都能充分反映于指甲，即人体的病理气血，通过经络系统投射于指甲，形成一定的"甲象"。甲面上出现任何的异常都说明人体体内已经存在或正在发生病变。

指甲生理构造及特征

　　指甲还可以称为爪甲。它虽然是人体骨骼延伸出手指前段的硬体部分，但又和人体骨骼不同。它由硬的角质素构成，因此没有细胞存在。

◆指甲的生理

指甲主要由甲板、甲床、甲襞、甲上皮、半月痕构成。

指甲可说是从指根部分形成的。初形成的指甲十分柔软，根本无法承受外界的刺激，因此在初生指甲的上端有一层皮肤保护，这层皮肤叫甲上皮。如果甲根部分没有甲上皮，指甲不但会变得外观畸形，而且容易受伤。

甲床位于指甲的内侧部分，是皮肤的一部分，由表皮细胞所构成。因指甲和甲床紧连，所以指甲也可算是甲床的角层，两者共生共长。当指甲向前端生长时，甲床会以水平的方向向前移动，直达手指的最前端。因指甲与甲床的关系十分密切，所以指甲不会离开甲床而脱落。一旦指甲的长度超出了甲床的保护范围，就很容易出现断裂情况。

◆指甲的生长速度

指甲可以反映全身疾病。健康人的指甲光亮、平滑、有一定的弧度。一般来说，指甲平均每天可以长 0.1 毫米，但由于身体体质的不同，具体情况亦有所差异。指甲由根到尖生长，再到老化的整个过程，最快需要 3 个月。此外，手指甲比脚趾甲生长速度要快一些，右手的指甲比左手的指甲长得快一些，中间三指的指甲比拇指和小指的指甲长得快一些，指甲在白天长得比晚上快一些，夏天比冬天长得快一些。甚至还有人说，每日的下午 6~8 点钟指甲长得快一些，一年中的 5 月份比其他月份指甲长得快一些。

根据大量的资料统计，儿童时期到 20 岁左右的人指甲生长得最快，20 岁以后逐渐变慢，50 岁之后生长得更慢。

此外，年龄还可以影响甲质，例如婴儿指甲柔软而薄，老人的指甲则长得慢且显得混浊厚重，身强力壮的年轻人的指甲的生长速度不仅较快，而且富有弹性并呈现美丽的桃红色。

指甲的望诊意义

人的指甲整齐地"镶嵌"在十指尖端，犹如一面面尺寸不同的荧光屏，它时时刻刻地向人们展示着身体内部的健康状况。

◆ 健康的指甲

正常人的指甲大都和指头的长短、宽窄相称，外观红润无杂色，坚韧而略呈弧形，平滑而充满光泽，甲面上无明显纵纹或横沟，按压指端甲面能凸现白色而放松后立即恢复，边缘齐整不易折断，不过分柔软。

中医学认为，这些特点表明机体气血充足、经络畅通。因为指甲为筋之余，肝主筋，而肝又有贮存和调节血液运行的功能。现代医学认为，这些表现说明机体的血液循环状况良好。

凡先天性无甲症、后天营养不良或真菌感染引起的脱甲，不仅影响美观，而且在持重物或从事细致劳动时都会感到困难。

◆ 指甲望诊的意义

指甲的色泽及光滑度表示着人体健康的信息。

自古至今，医家都利用指甲望诊来诊断疾病。在望诊时他们每每仔细端详患者指甲，逐一进行对比，用以捕捉疾病痕迹。医家认为指甲质地坚韧透明，甲床气血网络丰富，人体脏腑生理、病理变化信息都能在甲面上显示出来。他们还认为，人体气血网络以指甲部分最为密集，按经络理论指甲周围也是井穴交错之处，手部网络与躯体百节、脏腑气血联系密切、休戚相关。诊甲辨证症的重要性由此可见一斑。近年来，一些从事心血管、微循环及血液病的研究人员，也开始留心观察指甲的情况或检查甲襞微循环。

尽管人的指甲的基本形状不会发生变化，但每一指甲的形态和颜色以至甲床的颜色都是会改变的。我们可以凭借指甲早期变化的客观反映判断疾病，预知病情的发展，从而加以防范。

◆ 指甲望诊的方法

指甲望诊最好在自然光线下进行。让病人伸手拊掌，各指自然伸直。检查内容包括各指甲体、甲床、甲根、纹路、脉络、半月痕（后文将详细讲解）等，仔细分辨其形状、颜色、光泽、动态等。

此外，望诊两手指甲时应该进行互相对比，还可以采取按压的方法来判断指端充盈状况及末梢血管循环功能。具体操作为以右手拇指和食指夹住被检查者任何一指指端，按压其指甲，使甲床颜色变白，然后突然放松，观察其甲床颜色是否及时恢复。

指甲的色泽和健康有很大关系，尤其是拇指。如果与平日相异，且失去光泽，则提示心脏类疾病；如果其他指甲颜色和光泽均无异，唯小指指甲的颜色出现异常或比平日红时，则提示内分泌激素出现异常。

另外，指甲形状也可以提示疾病。一般来说，指甲可分为标准指甲、大指甲、小指甲、长指甲、短指甲、宽指甲及匙状指甲等。另外，还有其他形状不一的变形指甲。宽指甲、小指甲及短指甲都是循环系统疾病的征兆。倘若这几种甲型还带紫色，很可能就是心、脑血管疾病的信号。

对指甲硬度和斑纹进行细致观察，也是获得人体疾病信息的重要方法。

观指甲形态知健康

标准指甲

指甲一般呈宽三纵四的比例，长度是手指端长度的一半，这是最好看的标准指甲。如果指甲润泽滑亮，则提示先天遗传相当好，表明身心健康。

长指甲

宽三纵五以上比例的指甲都属于长指甲，长此种指甲的人一般身体不太结实，偏瘦弱，容易患呼吸系统疾病、消化系统疾病、神经官能症和脊椎骨性疾病。指甲越长，这些疾病的症状越明显，如失眠、头痛、头晕、精神不佳、体乏无力等。

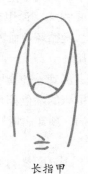

长指甲

短指甲

指甲短而呈四方就是短指甲。这种人通常应该注意肺部功能，易患心脏病、神经痛、风湿性关节痛、高血压等。

宽指甲

甲面横径大，甲端最明显，甲根部凹大，半月痕相应偏大。甲面对光可以见纵横条纹，但较轻微，提示易患甲状腺功能变异性疾病、生殖功能低下症等。

窄指甲

甲面横径小，两侧肉际较宽，横径长为甲长的1/3。认真观察，可见甲色不均匀，也可能有轻微的横向条纹。提示易患颈、腰椎病，骨质增生及心脏病等。

方指甲

横径不及宽指甲，甲长不及末节指节的一半，甲呈方形。甲下色、半月痕正常。如果有时出现红斑，甲下色红紫相间，则提示循环系统疾病和心脏病。

方指甲

圆指甲

甲皮紧扣左右肉际，与甲上端肉际缘共同构成半圆指甲。甲襞一般不整齐，甲下色较正常。这种人身体强壮、肌肉爆发力强，但易患眩晕症、偏头痛及代谢病。

扇形指甲

这种指甲多数呈头大根小的扇形甲体，且前端上翘后端呈凹状，提示此人易患甲状腺疾病，性功能减退。

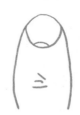

圆指甲

三角形指甲

如果甲上端横径大于甲根部、半月痕多呈大三角形、甲下色大致正常，则多属三角形指甲。有时甲下色易白紫相间，按压后甲下色恢复较慢，则提示可能有中风、脑血栓、脑脊髓等疾病。

匙状指甲

十指甲呈勺状、两边肉际处易破裂者为匙状指甲。

甲下色偏白，甲襞不整齐，甲面经常出现小白点，则提示易患贫血、营养不良等症。

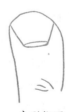

扇形指甲

梯形指甲

甲上端横径小于根部，甲面长度适中，整个甲面如梯形，甲下色、半月痕较正常。有时半月可呈三角形或梯形。提示易患呼吸系统疾病，如肺炎、支气管炎等。

凸形指甲

甲面中央明显高于四周，甲顶端下垂，像倒扣的贝壳。如果对光观察甲面上有凹点，甲下色偏白，半月痕色偏粉，则提示易患结核病，根部呈紫色时更应加倍注意。

凹形指甲

甲面中央低于四周。如果甲面上可见凹点与纵纹，甲下色不均匀，则提示易患疲劳、精力不充沛等症，也易患不育症。

嵌形指甲

甲面左右深嵌于肉际，形成镶嵌状。如甲倒刺于肉际，也称"倒甲"。甲面透明度降低，半月痕有时不完整。此种迹象提示易患神经系统、循环系统障碍等疾病，如神经官能症、自主神经功能紊乱、先天性心脏病等。

软薄指甲

这种指甲甲面软薄，缺少韧性，失去保护功能，甲下色淡，半月痕不完整，甲襞也不整齐。此种甲形多提示易患出血症、钙质缺乏症，也可见于久病之人。

坚硬指甲

指甲不但坚硬，而且容易折断。多提示长期有消化系统问题或营养不良。

筒状指甲

指甲内卷成筒，按压后变苍白，松开后不能迅速恢复正常。此种甲形多见于久病体虚或安逸少劳之人，多气血两虚、机体抵抗能力弱，易患绝症。

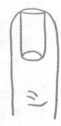

筒状指甲

纵裂指甲

甲板不够坚硬，失去韧性，从中央裂成两片。提示易患循环系统疾病或痴呆症，也见于外伤及甲癣。长久不动的人也可见此甲形。

代甲

代甲是指指甲自行脱落。除了外科疾患，则为危候。若不再复生则提示命门火衰，即身体虚弱至极，难以恢复。

食指甲偏歪

若食指指甲比其他指甲发亮偏歪，则提示此人易患不孕症，临床经验证明，多为输卵管不通。

观指甲色泽知健康

指甲的色泽包括指甲本身的色泽，也包括甲下色。常见的色泽变化有以下几种，其中某些变化还可以细分。

◆白色指甲

指甲全白，多见于遗传性肝硬化患者，也见于营养不良、溃疡性结肠炎、慢性砷中毒、咬甲症、全身急性发热疾病、上肢动脉闭塞、伤寒、软骨病、心内膜炎、贫血、甲癣等疾病。

点、片状白斑，称为甲白斑病，可见于扁平苔癣、甲癣等疾患。点状白斑还可见于轻微外伤、肝病、肠道疾病、梅毒、蛔虫、锌缺乏症、气血虚亏症等疾病。线状白甲可见于砷中毒、氟中毒、多发性神经炎，或肾炎、低蛋白血病等。

指甲苍白无光泽，多为贫血、血寒、气血亏损或低血压。如干木样色泽者，提示此人已患恶性肿瘤到中晚期。

若十指甲面均出现白色点状，提示此人近期消化功能异常。

若多指甲面中央呈白色状，提示此人正患胃疾。

若小指甲面有一块白色斑块，小指皮囊发红变肿，提示此人正患泌尿

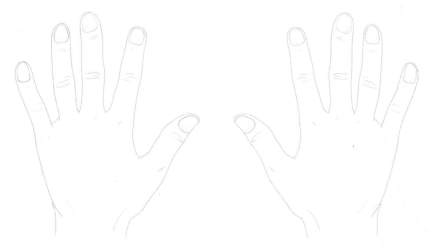

指甲白斑

系结石。

◆ 黑色指甲

黑色指甲可见于全身性疾病、黏液性水肿、维生素 B12 缺乏症、类风湿性关节炎或偏瘫患者。

黑斑多见于营养缺乏症、内脏功能性障碍及 B 族维生素缺乏症。甲面中央出现乌云状黑斑，则提示肝部发生恶劣病变。

黑块多见于胃癌、肝癌、碱中毒；黑弧多见于慢性胆囊炎。

食指甲面有一条不凸起的黑色纵条纹，提示可能有慢性支气管炎。

拇指甲面有一条不凸起的黑色纵条纹，提示可能有三酰甘油高、血稠、脑动脉硬化等疾患。若儿童有此线，提示可能有大脑记忆力在减退。临床发现，此类小孩均胖，尤其喜欢吃包装艳丽、加各种香料的小食品。

中医认为，黑色指甲为血瘀作痛或心血瘀阻的重症，指甲黑而肢厥、干呕面青，手足爪甲下肉黑者病重笃。

◆ 绿色指甲

多为绿脓杆菌感染或白色念珠菌感染者。

◆ 黄色指甲

多见于肝胆疾患（如肝炎、胆囊炎、胆石症等）、阻塞性黄疸或溶血性黄疸、甲状腺功能减退、肾病综合征、消化系统疾病（尤其是肿瘤）、慢性呼吸道疾病、淋巴系统疾病等患者。

◆ 红色指甲

红色主热，多为气血过热。

指甲呈深红或紫红，表明可能心脏供血功能不佳或为脑血栓前兆，煤气中毒亦会出现深红色。

指甲呈鲜红提示可能有皮肤病，如麻疹、湿疹等。

指甲前端呈粉红色或红色，而甲根部呈玻璃白色，提示可能有慢性肾衰。

指甲前端出现红色带，说明可能胃炎正在发作或心脏瓣膜有病变。

指甲前端有片状红色带，提示可能患有胰腺炎。在临床上，个别胰腺炎患者指甲还伴有紫色斑块。

指甲甲沿下有一条鲜红细线，提示此人正患肠胃炎、头痛或神经衰弱。

拇指甲甲面变色部位几乎占全甲的一半并呈红色，而且半月痕有鲜红斑块，则提示慢性咽炎、扁桃体炎会因感冒而急性发作。

◆ 青紫指甲

多见于先天性心脏病、肺病、心力衰竭、一氧化碳中毒等患者。

若指甲呈紫色，则说明血液内缺氧或某些生化成分的异常改变。若紫色与白色交替出现，应考虑患有肢端动脉痉挛症的可能性。

若十指甲面呈青色，提示心血管病或其他危及生命的急症。

孕妇十指若全部发青，应该尽快去医院检查胎儿是否正常。

中医认为，指甲青紫，为湿热重、气血瘀滞。

◆ 灰色指甲

如果十指甲面均干巴呈灰色，甲面下又有数个小黑斑，提示此人已患恶变病至中晚期。

若一指或数指指甲边丑陋，呈朽木样灰色，甲下挖空，为甲癣，俗称灰指甲，甲癣既影响美观也难治疗。

◆ 蓝色指甲

可见于药物中毒或过敏、白喉及急性肠道传染病等，也可能是缺氧所致。也见于心脏功能存在障碍者，临床发现此人双唇也会呈现紫蓝色。

◆ 指甲纵纹

指甲甲板上有数条纵纹形成脊形，称为纵脊。纵脊是长期精神衰弱、机体老化的象征。通常症状有神经衰弱，长期失眠，多梦，睡眠不踏实；消耗性疾病，体力透支；免疫功能差，容易感冒且反复感冒。

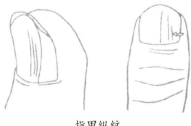

指甲纵纹

若纵纹特别明显，则说明是一种病理性纵纹，表示身体曾经过较大的疾病伤害。

◆指甲横纹

指甲出现横纹，提示消化系统有问题。

若在指甲上见到两条白色的横贯线，则往往提示血液中的白蛋白减少，多见于慢性肾病的低蛋白血证，也见于慢性肝病、肝硬化病人。

横纹多且细者，多见于长期慢性消化系统疾病。饮食稍不注意，就会出现腹痛、腹泻等慢性结肠炎症状。

横纹深粗者，表示可能会有一次严重的肠胃疾病，必须赶紧就医。

一般情况下，横纹越深代表肠胃疾病越严重。横纹细浅，提示慢性肠胃疾病；横纹粗深，提示急性肠胃疾病和乳腺增生问题；横纹若凸起，则提示心脏类疾病。

此外，长期缺乏 A 族维生素和 B 族维生素者，或者长期患肝病者，指甲上也可见到此纹。

第七章
观半月痕知健康

只要我们细心观察，总会发现绝大多数人的指甲下部都会有一个白色的半月形。至于它的学名叫什么、作用是什么，为什么有的人没有，什么样的算好、什么样的不算好等问题，许多人却不怎么了解，也没有留意过这个时刻提示身体健康状况的信号。

半月痕及其含义

◆什么是半月痕

半月痕是指出现在甲床基部，也就是指甲下方的 1/5 处呈弦月状的乳白色的不透明弧影。指甲是阴阳经络的交界处，甲床有丰富的血管和神经末梢，是观察人体气血循环变化的小窗口。因此，半月痕也叫健康圈、甲半月、甲弧影或者小太阳。半月痕实质是一小部分未成形的指甲，它并未和甲床紧紧贴在一起。

半月痕可反映人体的健康状况，尤其是心血管系统的功能状况等。然而，这并不是说指甲上出现半月痕的人就一定健康无疾患，具体疾病的诊断还需要借助其他的诊病方法或途径。半月痕的最大特点是和人的遗传密切相关。

过去了解半月痕的人们一直认为它是健康的指南，清晰的半月痕是健康的象征。但现实中有许多没有半月痕或者只有模糊半月痕的人照样长寿或者终身极少生病，而许多身体存在较大疾患的人（比如糖尿病、高血压、甲亢、血管硬化等患者），双手指甲均可见明显的半月痕出现。所以，观半月痕诊病不能只是看它的有无，还得把指甲甲床色泽及掌指皮纹对照观察，进行综合辨证。

一般情况下，半月痕的形状都呈上弦月状，但山形、三角形也经常可见，这些并不妨碍健康。

◆半月痕的生理特征

半月痕位于指甲的根部，因其尚未发育成熟，所以角质素成分比较稀少，稍显柔软，半月痕和甲床之间的组合未臻严密。所以，当你用力按压半月痕时还会有疼痛的感觉。

在半月痕的根部上覆盖着一层柔细表皮，称甲上皮，它的主要功能是保护指甲。指甲的半月痕部分十分脆弱。在受到外力撞压时，很容易导致指甲变形。

半月痕的明显程度、有或者无，既有可能是病变造成，也可能是家族遗传缘故。指与指之间的半月痕也呈现一定差异，通常拇指的半月痕比较大且明显，小指的半月痕呈小而模糊状。此外，营养也能影响半月痕的发育。

半月痕的望诊意义

◆半月痕的作用

中医认为，精是构成人体的基本物质。精来源于先天而生的禀赋和后天通过饮食汲取的营养。中医主张，气不耗归于肝为血，血不耗归于肾为精，精不耗归于骨为髓。半月痕就是观察人体精髓的窗口。半月痕的变化犹如摩托车上的油量表一样，它时刻告诉你什么时候是"满油"，什么时候是"底油"，什么时候"无油"，还可以提示人体应该加什么样的油。

如果坚持保养，让营养得到保证，半月痕可在每个指甲长出，生长顺序为拇指、食指、中指、无名指和小指。小指半月痕长得最慢，往往需要半年左右才能长好。但是在长期熬夜、夜生活过度的情况下，它会很快消失。正如古医书记载，精足人壮（半月痕足），精弱人病（半月痕变色），精少人老（半月痕少），精尽人亡（半月痕彻底消失）。因此，没有半月痕的人即使现在安然无恙，也应该注意平日保养身体。尤其是只有拇指存在半月痕时，应该赶快补充中性蛋白质。

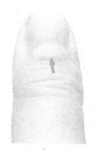

健康半月痕

◆ 健康半月痕

　　数量：双手 8～10 个手指要有半月痕。
　　形态：半月痕面积占指甲的 1/5。
　　颜色：奶白色，越白越好，表示精力旺盛。

◆ 不正常的半月痕

　　中医学认为，半月痕越少，代表其人底子属寒，精力越差，体质越弱，免疫力越不好；无半月痕者，虽不表示疾病，然而一旦生病，比较难以痊愈，而且在性生活方面会因为精力不足而力不从心。其实，这些都是不正常半月痕的表现，值得每个人重视。

　　不正常的半月痕大致分为三种类型。

　　（1）寒底型。通常无半月痕者为寒底型，提示阳气衰弱而阴气较盛。这种人的脏腑功能低下，气血运行缓慢，很容易体乏无力、精神不振、吸收功能较差、面色苍白、手脚厥冷、心惊、嗜睡、容易感冒且反复感冒、精力衰退、体质下降，甚至患有痰湿停滞、气滞血瘀、痰湿结节、肿瘤。

　　（2）热底型。这种人连小指都有半月痕，或者是半月痕增大。热底型提示人体阳气盛行，脏腑功能强壮，身体素质较好。但在病理情况下，则是阳气过盛，脏腑功能亢进。可见面红、上火、烦躁、便秘、易怒、口干、食量大、不怕冷、好动，甚至患上高血压、高血糖、中风等严重疾病。

　　（3）寒热交错型。这种人通常半月痕界限模糊不清，颜色逐渐接近甲体颜色，属阴阳失调。寒热交错提示人体内有阴阳偏盛偏衰的变化，寒热的变化可因保养的不同而不同。例如，热型者需要清热而多食用寒凉食物，寒型者则需要祛寒而多食用温热物质。

　　此外，用药失调、劳损过度也可导致寒热平衡发生变化。初期：半月痕边缘开始不清；中期：半月痕开始缩小；后期：半月痕减少并消失。身体素质则由热变寒，精力衰退逐渐走向衰老、体弱、多病。现实中这样的例子多不胜举，很多医生只注重局部清热、消炎，而没有留意半月痕这个重要信号，以至于长期用药反而伤害了患者身体。平日人们所说的"用药用药，越吃越弱"说的可能就是这个道理。

观半月痕知健康

半月痕颜色和形状的变化都可以看作人体内部的"阴晴"表现。半月痕变色的情况多见心脏性疾病发作时和某些血液类疾病；而形状变化则多见于高血压、低血压、甲状腺功能亢进、脑中风、贫血、神经衰弱、甲状腺功能减退等疾病患者身上。曾经还有这样的说法，半月痕太小或没有的情况容易发生在脑软化症、急性肺炎、气喘、痛风、肠胃病等患者身上。当然，除了这些，出血、肿瘤都可以使半月痕发生明显改变。事实上，半月痕的形态与疾病的关系极为微妙和复杂，需要具体情况具体分析。

◆ 半月痕呈灰白色

半月痕呈灰色或浊白，则提示脾胃消化吸收功能可能存在病患，且此人容易患贫血、体乏无力、体质下降等症。

◆ 半月痕呈粉红色

半月痕颜色与甲面颜色分界不清，提示脏腑功能下降，体力消耗过大，容易引起糖尿病。

若拇指半月痕呈粉红色，提示胰腺功能不良、胰腺功能减退，身体容易疲倦，容易感冒，严重者会引起糖尿病。

若食指半月痕呈粉红色，则提示胃、大肠消化吸收不良，食欲自然减退。

若中指半月痕呈粉红色，则说明此人精神状况不稳，或者过于疲劳时，一定会感到头昏眼花、思路不清晰、失眠多梦等症状。

若无名指半月痕呈粉红色，表示运行于无名指的三焦经发生异常。实为阴阳失调，因寒或热引起血液循环不良，或体质下降导致月经不调。

小指半月痕呈异常的粉红色，提示心脏病的可能。当心脏血液循环不良和内脏功能异常时也会有此症状。因为心脏疾病突发经常导致暴病而亡，所以，常常观察小指和中指的半月痕是最好的预防方法。

◆ 半月痕呈紫色

紫色常见于气血瘀滞、血液黏稠度高，容易引起心脑血管血液循环不良，供血供氧不足，动脉硬化等。

若十指半月痕均呈黑红色及紫蓝色，提示此人患有心脏疾病。

◆ 半月痕过大

若半月痕面积大于指甲 1/5 者，则多为心肌肥大，易患心脑血管疾病、高血压、中风等。

若十指半月痕面积大于全甲的 2/5，则提示此人有家族遗传性高血压。这样的人随着年龄的增长应该加以防治，肥胖是其首先必须警惕的。

若十指半月痕面积过大，且延伸至甲面边沿呈锯齿状，则提示胃部疾病恶变。

◆ 半月痕过小或无

若十指半月痕面积小于 1/5，则多为精力不足，肠胃吸收功能差。

若十指半月痕面积过小或者没有，则提示此人有家族遗传性低血压。若进入 50 岁之后身体发胖臃肿，就要积极防治高血压。

若半月痕突然晦暗、缩细、消失，则此人往往会患有消耗性的疾病、肿瘤、出血等。

◆ 半月痕不完整

若半月痕不完整，甲面透明度降低，提示易患神经系统、血液循环障碍等疾病，如神经官能症、自主神经功能紊乱、先天性心脏病等。

第八章
观青筋与三斑知健康

《黄帝内经》上有记载："经脉者，决死生调虚实，不可以不通。"其意思是说，经脉是人的气血运行的通道，它可以决定人的身体健康状况。如果它不畅通，则人的肌体就衰竭、虚弱而亡。经脉不通具体反映在人体外表就是青筋。

当青筋代表的体内积滞达到一定程度，各种毒素就开始肆无忌惮地毒噬人体，阻塞经脉、血管，从而在人体身上、脸上、手上等部位形成各种斑点，俗称老人斑、黑斑、白斑、血痔等。这些斑点也同青筋一样，是体内积滞有害的反映。这也正应了《黄帝内经》里的"有诸形于内，必形于外"这句话。

青筋及其含义

◆ 青筋的概念

青筋又称静脉血管，一旦静脉血液回流受到阻碍、压力增高时，静脉（青筋）就常常在人体的表面突起、扭曲、变色、曲张。那在什么样的情况下血液回流会受阻呢？

这个问题就引出了体内积滞的本质，即各种瘀血、痰湿、热毒等生理废弃物积聚体内不能排出体外，从而导致全身各个系统都会发生障碍或者病变，此时通常在人的脸部、腹部、脚部，特别是在手掌和手背的青筋就会非常明显。经过尸体解剖的研究，科学家发现癌症和衰老都是由血瘀、废物的积滞引起的，因此，积滞可以称为"百病之源"。

根据临床经验，积滞存在的部位不同、积滞物不同，通常给身体造成的相关恶果也不同。

如果是血液中胆固醇、血脂积滞过多，血液黏稠度过高，则血液循环易发生障碍，容易引起高脂血症、高血糖、高血压等心脑血管疾病。

如果经脉有痰、湿、瘀、热、毒、积滞堵塞，就会加剧炎症反应，不通则痛，使痛症加重。

如果胃肠道内的废物、毒素、细菌、黏液、宿便发生积滞，则久积成毒，毒害身体，轻则形成各种黑斑、白斑、血痔，重则导致癌症等。

基于上述的严重后果，一般情况下，我们可以根据以下症状判断积滞是否存在。

（1）大便难，颜色黑，黏稠，大便时间长，厕纸用量大。

（2）食不甘，口干涩，舌苔厚，胃部吸收能力差。

（3）极易陷入疲倦，经常反复感冒。

（4）气短无力，精神不佳，头脑不清，失眠梦多，睡眠不踏实。

（5）按摩、拔罐、拍打、刮痧容易出现痧斑点块。

（6）皮肤过敏，皮肤色素沉着，见老年斑、雀斑、黄褐斑、白斑、血痔等。

（7）食凉觉寒、食热觉热、身体虚弱不易补。

（8）长期性的劳心劳力、工作紧张、精神抑郁。

（9）经常性的自我感觉低热。

如果有以上症状，则说明此人目前处于亚健康状态，应注意调节，否则随着症状越来越多、体内积滞越来越严重，将会进入疾病状态，甚至导致肿瘤发生。

人体青筋反映体内的积滞过度。体内的积滞越多，青筋越加明显。通常一连好几天没有排便的人青筋就极易明显。只须观察青筋，就可以了解体内的积滞情况。

◆ 从青筋的形色判断体内积滞和毒害程度

（1）青筋平直，说明积滞程度为轻度。青筋呈青色，说明毒害程度为轻度。

（2）青筋凸起，说明积滞程度为中度。青筋呈紫色，说明毒害程度为中度。

（3）青筋扭曲，说明积滞程度为重度。青筋呈黑色，说明毒害程度为重度。

观青筋知健康

青筋在人体的分布非常广泛，上至头部，下至足部。全身各部位的青筋均有其诊病意义，这里只介绍观察手部青筋的诊病方法。

◆手背青筋

手背青筋提示腰背部出现积滞，容易导致腰肌劳损、疲乏无力，常见腰酸背痛，甚至出现肌肉紧张、硬结节。

◆手指青筋

若小孩手指青筋，多见肠胃积滞消化不良。成人手指青筋，不但提示消化系统问题，还可以反映头部血液的微循环障碍，脑血管供血不足，头部不适，严重者则会头晕、头痛、中风。

◆手掌青筋

大鱼际有青筋，往往提示可能有腰腿痛和下肢风湿关节痛。

内关有青筋，提示可能有心脏方面的疾病，如心肌劳损、心烦、心闷、心跳、失眠多梦等。

内关青筋越靠近内关穴，则提示会越早发生心脏方面的疾病；内关青筋越凸起、扭曲、发黑，则心脏方面的疾病越严重，甚至预示心脏将要发生大的病患。

腕横纹处有青筋，则提示可能有妇科疾病，如月经不调、带下等。

生命线附近有青筋，则提示可能有肝胆功能代谢问题，极易引起口干舌燥、烦躁、胸闷、肝病等。

虎口生命线起端有青筋，若为女性，则多见于月经前后乳房胀痛。

食指指掌关节横纹处有青筋，提示容易患左侧肩周炎。若小指指掌关节横纹有青筋，提示容易患右侧肩周炎。

拇指指掌关节横纹有青筋凸起、扭曲，提示可能有心脏冠状动脉硬化，若呈紫黑色则提示冠心病发作。

中指指掌关节横纹有青筋凸起、扭曲并呈紫黑色，提示可能有脑动脉硬化。

手掌青筋甚至在手指节间都能见到，则提示肠道积滞有宿便，其人多患有习惯性便秘或静脉瘤、痔疮等，一旦改变排便习惯，青筋就会逐渐变浅淡、消失。

如果手掌到处可见紫色青筋，表示可能有肠胃积滞、血脂高、血液黏稠度高、血压高，血液酸性较高，含氧量低，血液容易凝聚积滞，经常可见头晕、头痛、疲倦无力、身体虚弱等。

观三斑知健康

三斑在上了年纪的人身上比较常见，这与人体功能的衰老有很大关系。三斑主要包括黑斑、白斑和血痣。三斑在一定程度上反映着人体的健康。

黑斑的本质是瘀血。黑斑包括老年斑、雀斑、黄褐斑等，多见于手背、脸上和身上。

白斑的本质是毒素。白斑的形状大的如同黄豆，小的跟芝麻相差无几，多见于手背和身上，脸上比较少见。

血痣的本质是脂肪。血痣形状大的如同枸杞子，小的跟蚊子咬过的伤口差不多，多见于身上胸胁、手臂和下肢。

三斑中的任何一种，根源都是体内不同废物积滞的外在表现，都是不好的斑。一般情况下，三斑均是后天形成的，这和个人的保养密切相关。如果不注意保养，斑就会迅速蔓延，对人体健康的伤害越来越大。

三斑中的血痣与普通的痣通常分为红痣和黑痣，均属先天形成，终生不会变。黑痣是人体气血的凝滞，表示黑痣所主的部位气血衰弱，流畅不通，容易阻滞，往往会在一定时候对人体发生影响，因此，具有黑痣者应该注意一下。红痣是人体气血的凝聚，有积极意义。但血痣则不一样，它属后天形成，对人体有极坏的影响。

◆ 观三斑知健康

黑斑提示血脉瘀血的积滞，黑斑越黑越瘀，越容易发生心脑血管疾病，其主要发病人群是老年人。需要提醒的是，黑斑并不是什么寿斑，反而更像俗话说的"棺材钉"。

白斑提示内脏毒素的积滞，容易发生肿瘤方面的疾病。白斑越白毒性越强，多见于肿瘤病人，白癜风不属于这种白斑。

血痣提示脂肪痰湿的积滞，容易发生脂肪肝、肝硬化、胆囊炎，在脂肪肝、慢性肝炎病人身上较为多见。

◆ 观三斑的意义

很多人误以为人到老年都会产生斑纹，但事实上，真正身体健康、注意保养的人身上是没有三斑存在的。三斑的出现，影响美观还是次要的问题，关键是它还威胁着人体健康，提示着危害健康的三大杀手——心脑血管疾病、肿瘤、肝硬化的可能性。

学习关于三斑的知识、望诊三斑，其主要目的在于维持人体健康。

清除三斑的最有效方法还是清肠排毒。因为三斑在本质上和青筋雷同，都是由体内毒素积滞造成。通常人们用的清肠排毒的方法是经络拍打、刮痧等中国民间传统疗法。这些方法都有助于解决身体顽疾，使斑点尽快缩小、淡化和消失。

第二部分
常见疾病的手诊与手疗

第九章
预示疾病的病理纹

疾病处于早期——"十"字纹

　　"十"字纹是由两条短线相交成"十"字形，或一长一短的线相交成不规则的叉形（"×"样或"十"样）。在临床诊断中，出现在线、纹中央的"十"字纹含义比单独出现的大，而且正"十"字纹的病理意义比斜"十"字纹要大。"十"字纹的出现，表示某脏器功能失调，某部位发生炎症。相较于"米"字纹，"十"字纹预示的病情较轻，病程较短，而且处于疾病早期，也可能是提示病情在好转，疾病即将治愈。"十"字纹出现在手掌的不同区域，有着不同的病理意义。

◆不同区域中"十"字纹的意义

　　①鼻咽区出现零乱的"十"字纹，提示可能患有鼻咽炎。此病在冬、春季气温变化或受凉、潮湿、劳累等因素使身体抵抗力下降时，容易发病，要注意预防；②在1线上出现零乱的"十"字纹，提示患有慢性支气管炎，此病易在寒冷季节发病或加重，要加强预防；③巽位出现"十"字纹，提示患有胆囊炎，此时要注意保健，不然纹线慢慢会发展成"井"字纹，就形成了慢性胆囊炎；④震位出现"十"字纹，并伴有青暗色，提示患有急性胃炎或浅表性胃炎。急性胃炎发作时，要休息，不可进食，只可少量饮水，更不可暴饮暴食；⑤"十"字纹出现在2线劳宫穴处，提示心脏有问题，易出现心律不齐的症状，而且出现正"十"字纹的病理意义比斜"十"

字纹大；⑥"十"字纹出现在 3 线始端，表示幼年时期可能曾患有咽喉病；⑦"十"字纹出现在 3 线末端，提示有体力减退的症状；⑧"十"字纹出现在乾位，表明易患前列腺炎症；⑨如果"十"字纹呈深红色，表示疾病正在发生，需要小心预防；⑩如果 2 线上出现"十"字纹，要防止有突发性疾病发生；!12 线上有明显的"十"字纹，或 2 线坠势直奔月丘，末端被干扰线交成"十"字纹，均提示易患头痛；!2 "十"字纹消退，预示着疾病的减轻或痊愈。

◆ 不同形状的 "十" 字纹

　　"十"字纹是由两条短线相交成"十"字样，或一长一短的线相交成不规则的叉样。"十"字纹表示某脏器功能失调，某部位发生炎症，但病情较轻，病程较短。

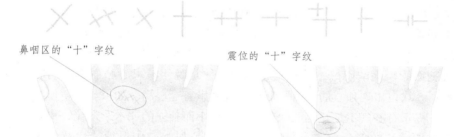

鼻咽区的"十"字纹

震位的"十"字纹

鼻咽区出现零乱的"十"字纹，
提示患有鼻咽炎。

震位出现"十"字纹，并伴有青暗色，
提示患有急性胃炎或浅表性胃炎。

巽位的"十"字纹

劳宫穴处的"十"字纹

巽位出现"十"字纹，提示患有胆囊炎。

"十"字纹出现在 2 线劳宫穴处，提示心脏有问题，易出现心律不齐的症状。

疾病进一步发展——"△"形纹

　　"△"形纹是由三条短线构成形状像三角形的纹。"△"形纹表明所患病情比"井"字纹轻，比"十"字纹重，有向"米"字纹发展的趋势。独立的"△"形纹比在各主要掌纹处形成的"△"形纹的意义大。横过主线的"△"形纹提示相关脏器功能存在问题。

◆ 不同区域中"△"形纹的意义

　　①2线尾部出现大的"△"形纹，提示容易头痛；②3线尾端出现"△"形纹，提示心肌缺血，要预防隐性冠心病。如果左右手都有这种纹，说明患病的时间较长；如果只右手有，说明是在中年后才出现心肌缺血的症状；③"△"形纹若出现在2线尾端，是冠心病的早期信号，应引起重视。出现这个纹，如果不加以预防和调理，慢慢会形成"米"字纹，这就意味着冠心病的最终形成；④1线末端出现"△"形纹，提示有心脑血管疾病的隐患，且病情正在发展，是晚年易患心脑血管疾病的信号；⑤坎位出现独立的"△"形纹，代表患有冠心病。如果"△"形纹较大，提示有心气不足，心肌缺血的症状；小而独立的"△"形纹，提示心脏有器质性的病变，如冠心病、高血压、心脏病、中风后遗症及各种慢性病影响到了心脏；⑥明堂处若出现"△"形纹，说明冠心病已经发生，而且正在向严重的方向发展；⑦坎位上的小"△"形纹，表示幼年缺钙或老年体虚多病，同时反映生殖系统功能受损；⑧手掌上头区出现"△"形纹，提示患有偏头痛、后脑勺发木、手脚发麻；⑨手掌上心区出现"△"形纹，表示心脏病较重，心室肿大，会因供血不足而产生头昏头痛；⑩手掌上胃区出现大的"△"形纹，提示患有胃部疾病，要结合大鱼际和金星丘及3线来诊断具体病情；⑪女性手掌上肾区出现"△"形纹和"十"字纹，并且此区塌陷，而且月经不正常，经血发暗发黑，提示患有子宫肌瘤或卵巢囊肿。

◆不同形状的"△"形纹

"△"形纹是由三条短线构成形似三角形的纹。此纹所表示的病情比"十"字纹重，有进一步发展的趋势。

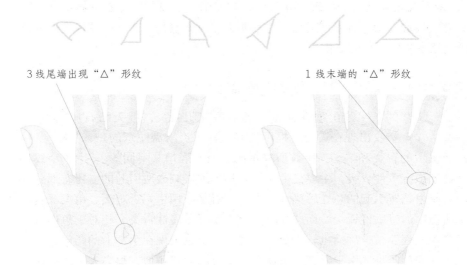

3 线尾端出现"△"形纹

1 线末端的"△"形纹

3 线尾端出现"△"形纹，提示患有心肌缺血，要预防隐性冠心病。

1 线末端出现"△"形纹，提示有心脑血管疾病潜伏，且病情正在发展，是晚年易患心脑血管疾病的信号。

明堂处的"△"形纹

2 线尾部的大"△"形纹

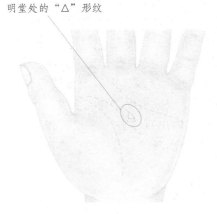

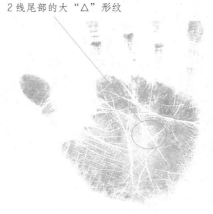

明堂处出现"△"形纹，说明冠心病已经发生，而且病情趋于严重。

2 线尾部出现大的"△"形纹，提示容易头痛。

131

慢性疾病已形成——"井"字纹

"井"字纹是由四条短纹构成的像"井"字的纹线。这种纹会逐渐向"米"字纹发展，或出现"井"字纹和"米"字纹同时存在的状况。"井"字纹一般提示患有慢性炎症，它表明炎症时间较长，变化很缓慢，但病情还没发生实质性的变化。

◆ 不同区域中"井"字纹的意义

①"井"字纹出现在巽位，提示患有胆囊炎，但无结石症状出现；②"井"字纹出现在震位，提示患有慢性胃炎。需注意的是，"井"字纹所提示的胃炎和"十"字纹所提示的胃炎，病情是不同的。"十"字纹多提示患有急性胃炎，主要是由化学、物理因素刺激所引起的。还有部分患者是由感冒引起的急性感染性胃炎，或者是服用牛奶、鸡蛋、鱼类等食品所引起的过敏性胃炎。而"井"字纹主要提示慢性胃炎，相对于急性胃炎来说病程要长，病情也较严重；③"井"字纹出现在手掌上的肠区，提示患有慢性肠炎。由于胃炎、肠炎和胆囊炎的症状相似，很多人不清楚这三种病的区别，往往把所有的病症都归因于胃病，因此而耽误了治疗时间。通过观察掌纹可以帮助患者很好地区分这些病，从而使疾病得到及时治疗；④坤位出现"井"字纹，若为女性，提示患有泌尿感染，若为男性，则提示患有急性前列腺炎；⑤明堂心区的位置出现"井"字纹，提示患有心肌缺血或冠心病；⑥在食指根部、生命线起端以上的区域出现"井"字纹，表示身体长期处于疲劳的状态，提示应该适当休息；⑦支气管区出现"井"字纹或白色凸起，或偏红的斑片（块），提示患有支气管炎；⑧若在无名指或小指下（掌指关节处）出现"井"字纹，同时出现红色斑点，提示可能患有肺炎或肺结核；⑨无名指下7线处出现"井"字纹，且1线延伸到巽位，提示血压偏低；⑩在土星丘内出现"井"字纹，提示患有阵发性头痛，并带有时间性；⑪10线上如果出现"井"字纹，提示眼睛处于疲劳状态。

◆**不同形状的"井"字纹**

"井"字纹是由四条短纹构成的像"井"字的纹线，一般提示患有慢性炎症，它表明炎症时间长，变化缓慢，但还没发生实质性的变化。

巽位的"井"字纹

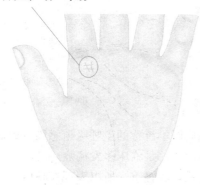

震位的"井"字纹

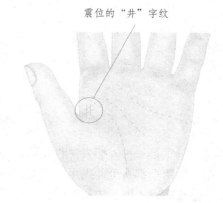

巽位出现"井"字纹，提示患有胆囊炎，但无结石症状。

"井"字纹出现在震位，提示患有慢性胃炎。

坤位的"井"字纹

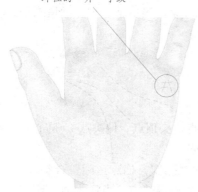

1 线延伸到巽位　　7 线上的"井"字纹

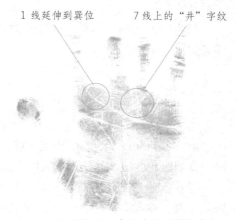

坤位出现"井"字纹，若为女性，提示患有泌尿感染，若为男性，则提示患有急性前列腺炎。

无名指下 7 线处出现"井"字纹，且 1 线延伸到巽位，提示血压偏低。

第十章
呼吸系统病症

感冒

感冒是一种外感发热性疾病，即现代医学统称的上呼吸道感染。此病在一年四季都有可能发生，尤其在冬春两季，是临床多发病症。又因患者的感冒病因不同、体质强弱的差异以及感冒的轻重，所以表现在临床上有伤风、风寒、风热感冒和流行感冒之分。

◆ 手部反映

拇指变形为肺气不足，有肺经缺氧现象，提示感冒等呼吸道疾病。掌面通红，提示感冒。

◆ 手部治疗

手部按摩法

取穴：鱼际区、合谷、头点（前头点、头顶点、偏头点）、肺心穴、肺区、鼻咽区、胸区、退热点、太渊、商阳。

操作：治疗部位常规消毒后，按常规操作，掐点鱼际、合谷、头点、肺心等穴；按揉肺区、鼻咽区、胸区；点按退热点。点压太渊、商阳。每个穴位、穴区、反应点按压 30～50 次。每日治疗 1～2 次，中病即止。主治感冒（上感）。

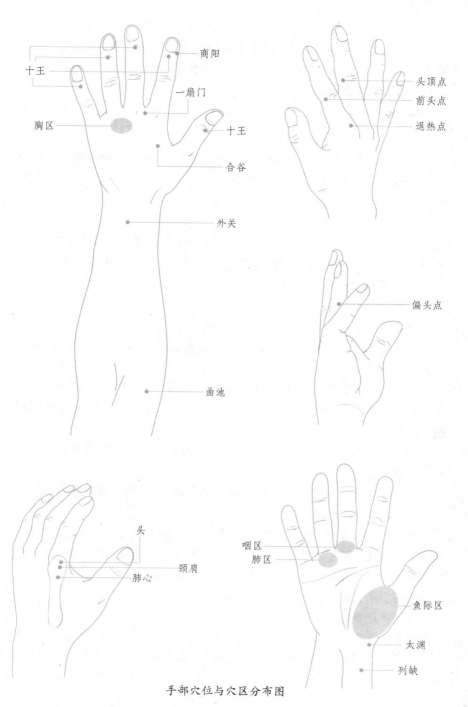

手部穴位与穴区分布图

取穴：合谷、列缺、外关、头穴、肺心穴、颈肩穴。

操作：治疗部位常规消毒后，按操作规程，拿捏或按揉上述所选经穴各 30 ~ 50 次；向掌心方向掐按各全息穴 200 ~ 300 次。每日 1 ~ 2 次，中病即止。适用于各类型感冒。

手部针刺法

取穴：合谷、曲池、外关。

操作：治疗部位常规消毒后，按操作规程，用毫针对准所选穴位入刺，用强刺激泻法捻转，留针 15 ~ 30 分钟，每 5 ~ 10 分钟运针 1 次。每日 1 次，中病即止。适用于各类普通感冒及流行感冒。

取穴：一扇门、十王。

操作：治疗部位常规消毒后，按照操作规程，用 1 寸毫针对准所选穴位刺入 0.3 ~ 0.5 寸，用强刺激泻法捻转，留针 25 分钟，行针 3 次。每日 1 次，中病即止。适用于流行性感冒。

手部药疗法

麻黄汤

材料：麻黄 6 克，桂枝、杏仁、生姜各 10 克，荆芥、苏叶各 15 克，生葱白 30 克。

操作：上述药物加清水约 1000 毫升，煎沸 5 分钟后，将药倒入盆中，先熏双手及头面部，后浸洗双手 15 分钟。每日 2 次。每日 1 剂。适用于伤风、风寒感冒。

此方有辛温发汗、宣肺解表的功效。如果在按摩之后使用，效果更佳。

八味银石汤

材料：桑叶、金银花、连翘各 15 克，薄荷（后下）、荆芥各 10 克，生石膏 30 克，桔梗 5 克，甘草 9 克。

操作：每日 1 剂，上述药物加清水 1000 ~ 1500 毫升，煎沸后，将药汁倒入盆中，先熏双手及头面部，再浸洗双手。每日 2 次，每次 30 分钟。适用于风寒感冒及流行性感冒。

本方具有清凉解毒、辛凉解表的功效。

五味羌活散

材料：羌活 30 克，苍术、明矾、荆芥各 10 克，佩兰叶 15 克。

操作：上述药物共研细末，以生姜汁、葱白汁各少许和成丸如黑豆大，备用。双手各握 1 丸于手心（劳宫穴），令汗出。每日 3 次，每次 4 ~ 5 小时。主治风寒夹湿感冒。

本方可以祛风除湿散寒。慢慢调治，效果很好。

手部药物注射

取穴：曲池（双）。

药物：柴胡注射液或银黄注射液、鱼腥草注射液各 2~4 毫升。

操作：上述药物任选一种，按照穴位注射常规操作，将药液注入双侧曲池穴，每穴 0.5~1 毫升。每日 2 次，3 日为一疗程。

小小萝卜也能预防感冒

据美国一家医学院研究证明，萝卜中含有大量萝卜素，而这种物质对预防、治疗感冒有独特作用。具体做法是将少量姜汁兑入萝卜汁中，再以白糖或蜂蜜拌匀，加白开水即可饮用。具有很好的清热、解毒、祛寒的作用。每日 3 次，连服两天。

支气管炎

支气管炎是指气管、支气管黏膜及其周围组织的慢性非特异性炎症。该病属中医的"咳嗽"范畴。中医学认为支气管炎多因风寒、风热而起。古语道"咳症虽多，无非肺病"，说明不管是何种原因引起都与肺部有紧密的关系。

现代医学则将其发病原因解释为病毒和细菌的重复感染形成了支气管的慢性非特异性炎症。当气温骤降，呼吸道小血管痉挛缺血、防御功能下降等可能致病；烟雾粉尘、污染大气等慢性刺激亦可致发病；吸烟使支气管痉挛、黏膜变异、纤毛运动降低、黏液分泌增多也可能感染；过敏因素也与支气管炎发病有一定关系。

◆症状

临床上以长期咳嗽、咳痰或伴有喘息及反复发作为特征。兼表证者多为外感咳嗽，无表证者多为内感咳嗽。咳嗽吐痰多呈清稀白色者为风寒或肺寒，痰多为黏黄色者为风热或肺热，干咳无痰为阴虚。急性支气管炎和慢性支气管炎可以在一定条件下相互转换，急性失治迁延就可成为慢性；慢性复感诱因所致，就会急性发作。一般发病急骤、病程短暂者多为急性支气管炎；一年持续咳嗽在 3 个月以上，或发病缓慢、病程较长，且反复发作者，多为慢性支气管炎。部分病人可发展成阻塞性肺气肿、慢性肺源性心脏病。

◆ **手部反映**

感情线前端中指下有干扰线（图 1），提示可能有慢性支气管炎。

健康线由岛纹连接而成（图 2），提示可能有慢性肺病。健康线顶端有不规则的岛纹，指甲均呈鹰爪样，提示可能有肺心病。

方庭狭小提示易患慢性肺病和皮肤病。食指第二指节蜂腰状变细，提示可能有慢性支气管炎。感情线前端两侧出现小毛状胚芽纹（图 3），提示可能肺炎发作期末转入慢性支气管炎。

无名指下太阳线呈"丰"状（图 4），提示可能有慢性支气管炎。手十指指甲均呈筒状，提示可能有家族性气管炎。

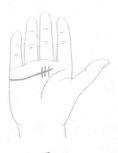

图 1

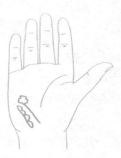

图 2

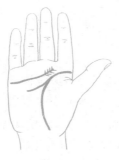

图 3

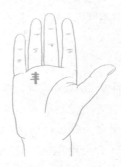

图 4

病象衔接

　　50岁以上的人，双颧位有明显的小细血管浮露，提示可能已患多年慢性支气管炎。

　　耳前听宫穴部位出现或红或白的疱样小丘疹皮损，提示急、慢性支气管炎（肠炎、阑尾炎、胃炎、膀胱炎也可见到此皮损出现）。

　　中年男性嘴唇似女性擦了口红一样红，提示易患呼吸道疾病。

　　清晨或者刚上床睡下咳嗽加剧，提示支气管扩张及支气管炎所致。

◆ 手部治疗

手部按摩法

　　取穴：太渊、鱼际、少府、肺点、少商、合谷、四缝穴、咽区、肺区、大鱼际区。

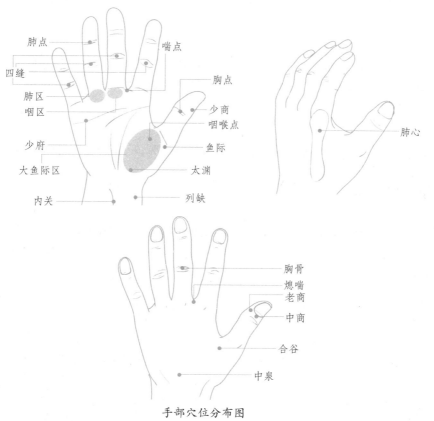

肺点

喘点

四缝

胸点

肺区

咽区

少商

咽喉点

少府

鱼际

大鱼际区

太渊

内关

列缺

肺心

胸骨

熄喘

老商

中商

合谷

中泉

手部穴位分布图

操作：首先治疗部位常规消毒，按操作常规，点揉太渊、鱼际、少府、肺点、合谷四穴位；掐四缝穴；按摩咽区、肺区、大鱼际。注意保温，点揉要求深透，摩擦至发红微热。每日或隔日1次，10次为一疗程。此方法极为有效，现代医学上的呼吸道感染、急慢性支气管炎、支气管扩张、各类肺炎、肺结核等引起的咳嗽，均可治疗。

取穴：喘点、肺点、肺区、胸点、咽喉点。咳嗽不只加刺熄喘穴，咽痛加刺合谷穴，胸痛加刺内关穴。对鱼际穴、列缺穴采用掐法刺激也有一定效果。

操作：治疗部位常规消毒后，按常规操作，按揉喘点、鱼际、内关等穴各100次；点掐肺心、肺点、合谷、熄喘、胸点、咽喉点、列缺等穴各5~10下。每日1次，10次为1个疗程。

这个方法经过临床验证，久用效果更好。忌食辛辣炙烤食物，减少食盐摄入量，防止粉尘吸入，坚持室外体育锻炼，有利于巩固疗效。

手部针刺法

取穴：太渊、合谷、少商。

操作：治疗部位常规消毒后，用毫针对准所选穴位刺入，用强刺激泻法捻转，得气后留针30分钟，间断行针，每日1次，5次为一疗程。适用于急性支气管炎。

取穴：中泉、老商、中商、四缝。

操作：治疗部位常规消毒后，用毫针对准所选穴位刺入，用中刺激平补平泻法，若证重而实者则用泻法，每日或隔日一次，10次为一疗程。适用于咳嗽、慢性支气管炎。

取穴：肺点、胸骨或配太渊穴。

操作：治疗部位常规消毒后，用毫针对准所选穴位刺入，实证用泻法。得气后留针15~30分钟，间断捻转。每日或隔日为一次，10次为一疗程。适用于各种支气管炎。

手部药疗法

四味手浴汤

材料：鱼腥草50克，细辛、麻黄各15克，天竺黄30克。

操作：每日1剂。上述药物加清水1500毫升，煎沸后将药汁倒入盆内，待温后浸泡双手。每日2~3次，每次20~30分钟。5日为一疗程。适用于痰热咳嗽。

本方具有清热化痰、宣肺止咳的良好功效。

加味三拗汤

材料：麻黄、细辛、杏仁、五味子、干姜各 10 克，甘草 5 克。

操作：每日 1 剂。上述药物加 1500 毫升清水，煎沸后将药汁倒入盆内，趁热先用鼻闻吸之（大约 5 分钟），待温后浸泡双手。每日 2～3 次，每次 20～30 分钟，10 次为一疗程。适用于风寒咳嗽、肺寒咳嗽。

牛蒡子汤

材料：牛蒡子、浮海石、天竺黄各 30 克，薄荷、荆芥各 9 克。

操作：每日 1 剂。上述药物加 1500 毫升的清水，煎沸后将药汁倒入盆内，待温后浸泡双手。每日 2～3 次，每次 20～30 分钟，5 日为一疗程。适用于风热咳嗽。

百部汤

材料：百部 30 克，紫菀、化橘红、大力子、前胡各 10 克，桔梗 15 克，甘草 10 克。

操作：每日 1 剂。上述药物加水煎汤，将药汁倒入盆内，先熏双手及头面部，待温后浸泡双手。每日 2～3 次，每次 20～30 分钟，10 日为一疗程。适用于肺燥咳嗽和阴虚咳嗽。

支气管炎也有传染性

一般情况下，医学上认为支气管炎不是传染病。但是当慢性支气管炎伴有绿脓杆菌、克雷白杆菌、金色葡萄球菌等毒力较强而且容易耐药的细菌感染时，患者咳出的痰液会将这种细菌排出，污染空气，这就可能导致机体抵抗力较弱的人感染上这种细菌。尽管如此，我们依然不能说慢性支气管炎是传染性疾病。

肺结核

肺结核在中医里叫作肺痨或劳瘵，是一种由结核杆菌引起的慢性传染病。得此病者多因体质虚弱、正气不足、饮食不洁或长期接触矽尘，或与肺结核病人共碗筷吃饭，或吃患者所剩食物，或经常与患者接触，致使感染结核杆菌而致病。肺结核发病极为缓慢。

◆ 症状

一般最初的症状较轻，咳嗽也不厉害，只是神疲乏力、食欲不振，继则咳嗽加重、午后潮热、两颧发红、唇红口干、咯血、盗汗、失眠、身体瘦弱。男子多伴有遗精，女子多伴闭经或伴胸痛、呼吸困难等局部症状。听诊可见呼吸音减弱，偶尔听到啰音。一般分润型和空洞型。前者多见于初期，后者多见于晚期。临床所见，早期多气阴不足，后期则阴虚火旺。

◆ 手部反映

生命线起端靠近大拇指皮下用手捏时，有潜伏小结节，提示肺结核或淋巴系统肿大。生命线始端被干扰线干扰，生命线中央有几个小岛纹，提示肺结核信号（图1）。

生命线起端呈断续状，指甲甲面中央高凸，提示肺结核信号（图2）。

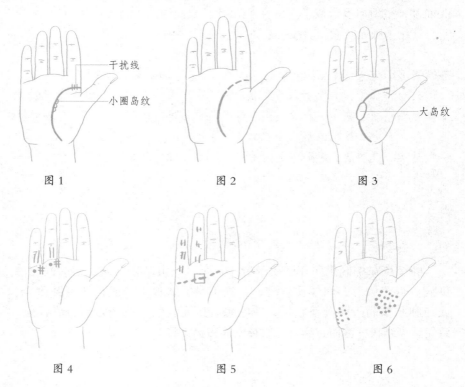

图1   图2   图3

图4   图5   图6

生命线中央部位有一大岛纹符号，提示有遗传性肺结核家族史（图3）。

无名指、小指接掌面关节处有红斑点或有"井"字纹，或二指有浮显纵行血管，提示肺结核信号（图4）。

感情线紊乱或无名指下有一方形纹扣住感情线，小指、无名指各关节处又有青筋浮露，提示肺结核或肺上有钙化点（图5）。

大鱼际和小鱼际上常有筛状朱砂红点，每天下午，面颊呈绯红色，提示肺结核（含肝功能障碍）信号（图6）。

十指端慢慢增大如鼓槌状，提示长时间慢性缺氧，是十指端结缔变大的重要原因，临床多见先天性心脏病和严重的肺疾患。

病象链接

无呼吸道感染时，长时间夜间咳嗽明显，多见于心脏病，为肺结核病引起。

上唇内系带上突然生有褐色斑块，同时睫毛增长，提示肺结核病正在严重发作。

用手按压胸前壁外上方的中府穴，压时出现明显痛感，提示患有肺结核。

◆ 手部治疗

手部按摩法

取穴：肺区、肺点、胸点、太渊、喘点、合谷、劳宫、少商。

操作：治疗部位常规消毒后，按操作常规，按揉肺区、劳宫穴；点压

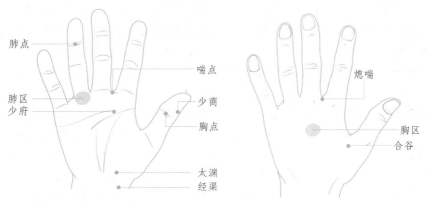

手部穴位分布图

合谷、胸点、肺点、喘点、熄喘等穴；掐少商穴。最初用泻法，往后则用中刺激。每日或隔日1次，10次为一疗程。坚持此方，可以改善患者的症状，提高患者的抗病能力。

取穴：太渊、经渠、合谷、肺点、胸点。

操作：治疗部位常规消毒后，按操作常规，按、揉、点、掐上述经穴与奇穴。每日1次，每次15~30分钟，10次为一疗程。此病应该以药物治疗为主，手疗为辅。内外并治可提高疗效。

手部针刺法

取穴：太渊、喘点、胸点、肺点、肺区及胸区。

操作：治疗部位常规消毒后，用毫针对准所选穴位刺入，用中刺激，平补平泻法。每日或隔日1次，20次为一疗程。坚持应用，有一定疗效，但应以配合药物治疗为宜。

手部药疗法

肺痨汤

材料：金银花、百部、独角莲各30克。

操作：每日1剂。上述药物加清水适量，水煎取汁，将汁液倒入盆中，趁热熏双手及前胸后背处，待温后浸泡双手，并用毛巾蘸药水擦洗前胸后背，反复几次。每日2次，每次30分钟，10日为一疗程。坚持此方，效果尤佳。还可用此方内治，每日1剂，水煎服。内外并服，可提高疗效。

百部膏

材料：百部50克，白芥子30克，麝香适量。

操作：上述药物共研细末，用适量食醋调和成稀糊状，备用。先取麝香在两手心（劳宫穴）各放少许，再取本膏15克分敷其上（劳宫穴），包扎固定。每日换药1次，1个月为一疗程。本膏若加敷肺腧（双）穴和病灶所在前胸后背处，能提高治疗效果。

肺结核患者日常须注意

肺结核患者应尽量吃些高热量、高蛋白及维生素A、B族维生素、维生素C、维生素D含量较高的食物，如鸡蛋、牛奶、瘦肉、动物内脏，还有鳗鲡、泥鳅、虾、排骨和各种蔬菜、鲜果、豆浆、豆腐皮、百合等。

吃点糙米饭（糯米、粳米都行）对患者有益。先把糙米用清水浸一夜，然后压紧锅盖，用文火煮熟、焖透。吃时应细嚼慢咽，不但营养好，且含纤维，对于增进肠胃活力有积极的作用。

忌烟、酒及辛辣刺激物。若有咳嗽、咯血的情况，葱、韭菜及大蒜也要禁忌，不过煮熟的大蒜可以适量少吃。

支气管哮喘

支气管哮喘是临床多发疾病。无论成年人或小儿，一年四季均可发病，而以秋冬季节居多。

本病由于支气管对抗原性或非抗原性刺激反应性过度增高，导致支气管平滑肌痉挛、黏膜水肿、黏液分泌过多，使得支气管发生可逆性阻塞。如果支气管哮喘反复发作，最终可并发慢性支气管炎和阻塞性肺气肿，进而发展成肺源性心脏病，成为痼疾。

◆ 症状

部分病人发作时都有先兆，如鼻痒、打喷嚏、咳嗽、胸中不适等。发作时呼吸急促，胸闷气短，喉间有哮鸣声，喘息不能平卧，甚至张口抬肩，一般是阵发性发作，也可能伴有烦躁、萎靡不振、面色苍白、青紫、出汗甚至神志不清等症状。每次发作可达数小时，甚至数日才能缓解。临床分急性和慢性。前者病变在肺，后者累及脾、肾，三脏皆虚。

◆ 手部反映

手部天庭变窄，提示支气管哮喘。

肺区边缘呈白色暗斑，提示支气管哮喘。

◆ 手部治疗

手部按摩法

取穴：少商、太渊、咳喘点、肺点、肺区、咽喉区、胸膈区、大鱼际、无名指。

操作：治疗部位常规消毒后，按操作常规点揉太渊、咳喘点；掐肺点；按揉少商、肺区、咽喉区、胸膈区、大鱼际；捻无名指。敏感点手法加重，症状缓解后再施中、轻度手法调整。每日1次，10次为一疗程。

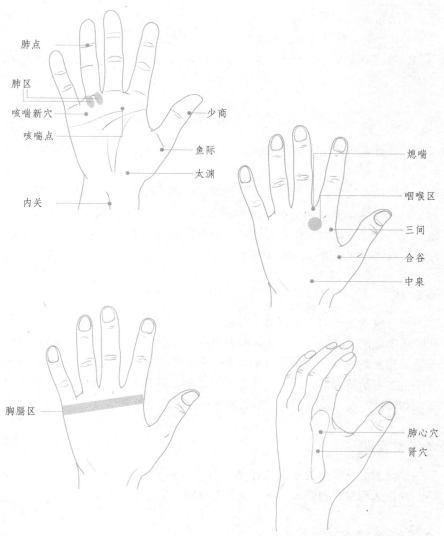

肺点
肺区
咳喘新穴
咳喘点
内关
少商
鱼际
太渊
熄喘
咽喉区
三间
合谷
中泉
胸膈区
肺心穴
肾穴

手部穴位分布图

适用于各种哮喘。

取穴：太渊、内关、鱼际、少商、肺点、熄喘、哮喘新穴。

操作：治疗部位常规消毒后，按操作常规，按揉太渊、内关、鱼际等穴；点掐少商、肺点、熄喘、哮喘新穴。发作期用重刺激泻法，缓解之后用中轻手法，用补或平补平泻法。每日一次，每次 15～30 分钟。10 次为一疗程。适用于支气管哮喘。

取穴：太渊、中泉、肺心穴、肾穴。

操作：治疗部位常规消毒后，按操作常规，按揉太渊、中泉两穴各50次；掐按肺心穴、肾穴各300次。如哮喘急性发作，以按压全息穴（肺心穴、肾穴）为主，直至哮喘平息。若病症危急，赶紧就医，以药物治疗为主，手部按摩为辅，切勿延误。每日1次，10次为一疗程。适用于各种哮喘。

此法提供预防性治疗，可减少发作，以配合药物治疗为宜。

手部针刺法

取穴：太渊、鱼际、内关、三间。

操作：治疗部位常规消毒后，用毫针对准所选穴位刺入，用强刺激泻法捻转，得气后留针20分钟，间断行针，等症状缓解后改用中刺激手法。每日1次，10次为一疗程。

取穴：肺点、熄喘、哮喘新穴。

操作：治疗部位常规消毒后，用毫针对准所选穴位刺入，用强刺激泻法捻转，得气后留针15~30分钟，间断运针。每日1次，10次为一疗程。

手部药疗法

浴手方

材料：白萝卜100克，全紫苏、鲜橘皮各50克，桔梗、陈皮各15克。

操作：每日1剂。将萝卜洗净、切片，与诸药同放锅中，加清水适量（2000毫升左右），浸泡5~10分钟，水煎取汁，放入盆中，待温后浸泡双手。每日2次，每次15~30分钟，5日为一疗程。此方有理气平喘之功效。

清化浴手汤

材料：鱼腥草、蒲公英、车前草、天竺黄各50克，大力子、莱菔子各15克。

操作：每日1剂。上述药物加清水1500毫升，水煎取汁，倒入盆中，待温浴手。每日两次，每次15~30分钟，5日为一疗程。

加味三拗汤

材料：麻黄、杏仁、制半夏、紫菀各20克，白果、川朴各15克，甘草10克。

操作：每日1剂。上述药物加清水适量，水煎取汁，倒入盆内，洗浴双手。每日2次，每次20~30分钟。此办法具有宣肺降气、止咳平喘的功效。

毛盐膏

材料：鲜毛茛30～60克，食盐3～5克。

操作：将鲜毛茛洗净，与食盐混合捣碎成稠膏状，备用。每取药膏如蚕豆大小，敷贴在内关穴和大椎穴上，纱布覆盖，胶布固定，待局部感到灼辣难忍、皮肤发赤、起泡时揭去。局部起泡过大者，将其用消毒银针挑破，排尽黄水，涂以紫药水。

第十一章
消化系统病症

胃下垂

胃下垂是一种慢性疾病。一般以胃小弯弧线最低点下降至髂嵴连线以下或十二指肠球部向左偏移为标准。此病常见于体形瘦长的人，也多见于20～40岁的妇女。此病在中医学上属于"腹胀""胃脘痛"等病范畴。临床验证，有些胃下垂患者也有肝肾和子宫下垂的情况。

该病多因暴饮暴食或精神长期抑郁所致。

◆ 症状

胃部呈凹状，下腹部突出，食后常有胃脘压重的感觉，有慢性腹痛，常伴有嗳气、恶心、呕吐、肠鸣、便秘、腹泻、眩晕、乏力、心悸、失眠、多梦等症。

◆ 手部反映

事业线顶端出现如羽毛球拍样的长竖岛纹（图1），提示患胃下垂。

手中指指甲甲体增大而厚，欠色泽，甲根皮带增宽且紧跟甲根面。若中指指甲甲身有黑乌色纵线纹，甲根皮肤变皱（图2），提示正患重型胃下垂。

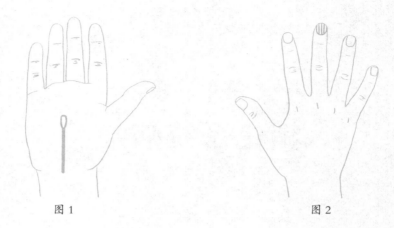

图 1   图 2

◆ 手部治疗

手部按摩法

取穴：胃、脾、大肠区，胃肠点、肾经区、胃区、脾点、内关、合谷。

操作：治疗部位常规消毒后，按操作常规，推按胃、脾、大肠区，肾经、胃区；按揉内关、胃肠点；掐按合谷、脾点。每日 1 次，每次 20~30 分钟，10 次为一疗程。

取穴：胃区、脾区、肝胆区。

操作：治疗部位常规消毒后，按操作常规，摩热手掌，按揉胃区、脾区、肝胆区；自掌根中点向中指指根重推。每日 1 次，每次 15~20 分钟，10 次为一疗程。

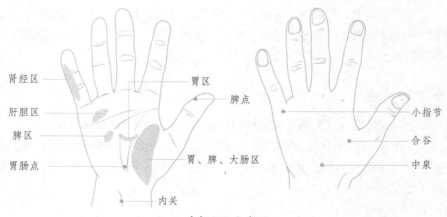

手部穴位分布图

手部针刺法

取穴：合谷、中泉、胃肠点、脾点，配小指节。

操作：治疗部位常规消毒后，用毫针对准所选穴位刺入，用中刺激，留针 20 分钟，捻压小指节 5 分钟。每日或隔日 1 次，10 次为一疗程。本病应以药物治疗为主，本法为辅。

手部药疗法

升提汤

材料：附子 30 克，五倍子 20 克，大麻子 35 克，细辛、升麻各 5 克，黄芪 50 克。

操作：两日 1 剂。上述药物加清水适量，水煎取汁，将药汁倒入盆内，趁热熏洗双手，待温时浸泡双手。每日 2 次。每次 20～30 分钟，10 次为一疗程。

固脱膏

材料：蓖麻仁 100 克，五倍子、升麻各 5 克。

操作：先将蓖麻仁去壳，五倍子、升麻共研细末，入蓖麻仁共捣烂如泥呈软膏状，备用。用时每取本膏 20～30 克，外敷于双手心劳宫穴上，包扎固定。每日换药 1 次，10 次为一疗程。必要时应配合药物治疗，内外并治。

运动治疗胃下垂

对于体形消瘦的胃下垂患者来说，运动锻炼是最好的方法。经常锻炼可以使腹部肌肉保持一定的张力，对于胃下垂的恢复非常有益，但不宜剧烈运动，如跳高、跑步等。最适宜的运动项目有柔软体操、单杠、双杠、游泳等，这些运动不但可以增加腹壁肌肉力量，还可以加强胃肠肌肉的紧张度。在锻炼的过程中，应逐渐增加运动量，长期坚持。

此外，在饮食方面也应加强注意，动物蛋白和脂肪酌量多一些，蔬菜和米面类食物少一些。也可采用少吃多餐的方法，这样可以减轻胃的负担。

慢性胃炎

慢性胃炎是指不同原因引起的各种胃黏膜慢性炎症病变，一般分为浅表性胃炎、肥厚性胃炎、萎缩性胃炎。此病多由大量食用不洁食物或胃肝等脏器的其他病变引起。具体的可能因素如下：

（1）长期饮酒。酒能使胃黏膜充血、水肿，甚至糜烂，酒精可引起细胞浆脱水发生沉淀，长期的直接刺激会使胃黏膜发生炎症从而导致慢性胃炎。

（2）长期吸烟。有害尼古丁可以刺激胃黏膜，引起胃酸分泌增加。

（3）用药时间长，可引起胃黏膜损伤。有人为了治消化不良，见胃药皆服，结果不但帮不了脾胃消化，反而给肠胃增加了不必要的负担。

（4）饮食不规律，过冷过热、暴饮暴食、过食辛辣食物等都会刺激胃黏膜，长此以往必将形成慢性胃炎。

（5）鼻、口腔、咽部慢性炎症的部位感染病灶细菌或毒素进入胃中，这种长期慢性刺激可由量变到质变从而引发慢性胃炎。

（6）胃酸缺乏时，细菌最易在胃内生长繁殖从而引起胃炎。

（7）慢性心力衰竭，尤其是右心衰竭或门静脉高压症，也可使胃黏膜长期瘀血而引起慢性胃炎。

（8）急性胃炎未得到及时有效的治疗而渐渐形成慢性胃炎。

（9）过度忧愁、劳心劳神等精神因素反复作用，可使自主神经功能失调，致胃部出现病理变化，如人生气时即可出现胃脘痛，这样胃壁血管痉挛性收缩，形成缺血区，可导致胃腺分泌异常。长期反复如此，便形成慢性胃炎。

除以上9种情况外，自身免疫功能受损、十二指肠肠液返流等原因也可导致胃炎发作。

◆ **症状**

呕吐是其主要症状。急性胃炎多为突然呕吐，慢性胃炎则时停时吐，呈反复发作，常伴有干咳、四肢厥冷、嗳气、小便短赤等症。

◆ **手部反映**

生命线中央处有一条横干扰线，双手掌震位有较低的横凹沟（图1），提示可能有慢性胃炎、消化不良。

感情线上中指下有小方纹或小竖干扰线（图2），提示可能有胃溃疡、慢性咽炎。

食指甲面有浅浅的横沟，小指指甲有条状纵纹（图3），均提示可能有慢性胃炎。

左右手生命线、智慧线交叉处有菱形纹（图4），提示可能有胃病。

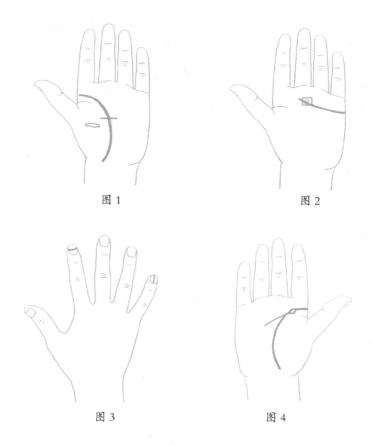

图1　　　　　　　　　　　　　图2

图3　　　　　　　　　　　　　图4

病象链接

双目正上白睛处有一条"U"或"—"形血管扩张走向，提示可能患有胃癌、食管癌、肠癌、肝癌。

双目正下方白睛有毛细血管扩张走向，提示可能患有慢性胃炎、十二指肠溃疡，血管色红，提示病情；色黑，提示病重；若血管粗而黑，提示病情恶变；若毛细血管顶端有黑点，提示胃痛剧烈。

◆ 手部治疗

手部按摩

取穴：掌心、掌背侧掌骨间隙、劳宫、大陵、中魁、大骨空。

操作：治疗部位常规消毒后，按操作常规，重擦掌心；推掌背侧掌骨间隙；用手指点压劳宫穴、中魁穴、大骨空穴；点按大陵穴、胃穴。急性发作时用重手法刺激。每日1次，中病即止。适用于呕吐，必要时应到医院检查确诊，以便进行及时对病症的治疗。

手部针刺法

取穴：太渊、内关、四横纹、鬼当。

操作：治疗部位常规消毒后，有毫针对准所选穴位刺入，急性用强刺激，慢性用中刺激，得气后留针15～30分钟，每日或隔日1次，中病即止。适用于呕吐。

取穴：中魁、大骨空、咽喉点、胸点。

操作：治疗部位常规消毒后，用毫针对准所选穴位刺入，用强刺激，

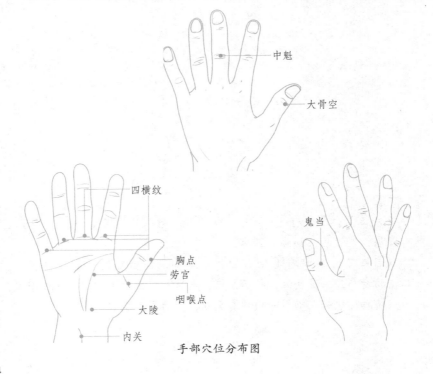

手部穴位分布图

得气后留针 30 分钟，间断捻针，每日或隔日 1 次，中病即止。

手部药疗法

浴手方

材料：①生姜 50 克，砂仁 10 克；②活地龙、竹沥各 20 克，白糖少许。

操作：以上两方，任选一方。方①加清水适量，水煎取汁倒入盆内，待温时浸泡双手。方②将活地龙加白糖化为糊，与竹沥一并加入盛有温水的盆内搅匀，然后浸泡双手。每日 2 次，中病即止。

止呕膏

材料：吴茱萸适量。

操作：吴茱萸研细末，备用。用时每取本膏 10 克，用生姜汁适量，调成稀糊状，外敷于双手劳宫穴，包扎固定。每日换药 1 次，若隔药用艾卷悬灸，效果更好。适用于神经性呕吐。

嗜好烟酒易患慢性胃炎

临床证明，嗜好烟酒的人慢性胃炎的患病率明显高于其他人。

吸烟会大大削弱胃黏膜的抗病能力，因为这导致了胃黏膜血液供应的减少，而酒精又可直接破坏胃黏膜屏障，造成胃黏膜炎症。所以，提醒嗜好烟酒的人尽量少吸烟、少喝酒，使自己的心情保持舒畅，适当参加体育锻炼，保证充足睡眠，避免精神过度紧张，这些对于预防慢性胃炎都有积极意义。

胃及十二指肠溃疡

胃及十二指肠溃疡是一种临床发病率较高的疾病。它的形成可能与中枢神经系统功能紊乱和胃液中胃酸及胃蛋白酶的消化作用有关。在中医学上属于"心气通""胃脘痛"等范畴。

该病是一种慢性疾病，消化性溃疡的发病常因不良饮食习惯、吸烟酗酒、长期服用某些药物所致。此外，持续强烈的精神刺激、遗传因素及地理环境因素等均可导致肠胃功能失调。

◆症状

胃及十二指肠溃疡以上腹部规律性疼痛为其主要症状。胃溃疡疼痛多

155

在上腹部正中或稍偏左，多在进食后半小时到 1 小时发生疼痛，持续 1~2 小时后自然缓解，下次进食会重复出现。十二指肠溃疡多在空腹饥饿时或饭后 2~4 小时发作，疼痛位置多在上腹稍偏右，进食后会缓解。疼痛自觉有压迫感、膨胀感，多呈钝痛、灼痛或剧痛；轻微的溃疡，疼痛发生之后，会自然消失。疼痛一般呈周期性，多伴有嗳气、吞酸、恶心、呕吐、上腹胀闷、心窝灼热、食少乏力，甚至呕血、便血等症状。若出现较严重的情况时，可能会导致大出血、穿孔或幽门梗阻等急性病，因此应尽早对疼痛进行治疗。

◆ 手部反映

若感情线行走食指、中指二指缝（图 1），提示长期消化功能障碍。

若智慧线突然如书法折峰下行（图 2），提示此人易患胃病。

若生命线中央有几个小岛纹相连，震位有"井"字纹（图 3），提示胃

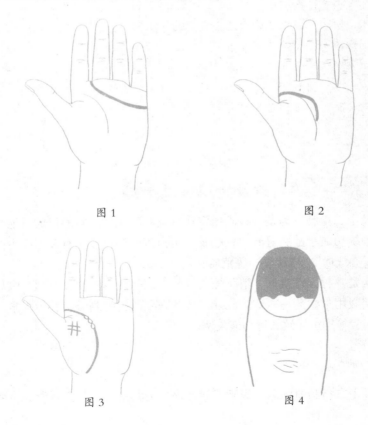

图 1   图 2

图 3   图 4

溃疡、十二指肠溃疡。手掌面各关节处青色血管显露，提示肠胃功能障碍。

若大拇指甲面无外伤时，有明显紫色斑块生出，提示近期胃部可能是有出血史。

若十指指甲半月痕过大而半月痕前端边沿呈锯齿状（图4），可能是胃有恶变信号。

若十指指甲呈扁平状，多为慢性肠胃炎。指甲皮囊呈红色、光亮，提示消化功能可能有障碍。

若手指全掌呈干巴黄色或青黑色，提示需要警惕胃癌。

若十指指甲中央有高度弯曲隆起状，甲色泽干巴，提示胃及大肠恶变先兆。

若中指指甲两侧呈方形，提示胃窦炎信号。

若有许多皱纹出现在双手打击缘小鱼际外侧，提示肠胃病。

若双手指端及口唇周有雀斑样黑点，提示肠息肉信号。

病象链接

若口臭突然严重，舌下静脉变黑，可能是胃癌信号。下唇内黏膜上长期出现不受数量大小限制的紫色斑块，则可能是消化道恶变信号。肝及消化系统恶变其转移性证候首先表现在左侧颈部淋巴结肿大。

若头皮屑较多，且洗涤作用不大，双耳孔四周易起皮屑者，提示可能有消化功能障碍。

小孩入睡后，眼皮闭合不全，则提示脾胃虚弱无力。

一般情况下，颈部呈细长之人一般消化功能较差，易患胃病。肚脐偏向身体右侧，提示易患十二指肠溃疡；若肚脐偏向左侧，则提示易患大肠疾患。

若腋下有结节性皮疹，则提示结肠下段有增殖性病变信号。

◆ 手部治疗

手部按摩法

取穴：胃肠点、前头点、胸腹区。

操作：治疗部位常规消毒后，按操作常规，用指点压胃肠点、前头点；按压胸腹区。或用牙签或发夹的末端刺激胃肠点14～15次，或以香烟灸做温刺激7～8次。刺激一定要有足够的强度，若只是轻柔穴道，反而会促进胃酸的分泌，加重病情。每日按摩 1 次，每次 10 ~ 15 分钟，10 次为一疗程。适用于胃溃疡。

取穴：胃肠点、胸腹区、中魁、落零五。

操作：治疗部位常规消毒后，按操作常规，按压胸腹区；点压胃肠点、落零五；掐压中魁穴。每日 1 次，每次 10 ~ 15 分钟，10 次为一疗程。适用于胃及十二指肠溃疡。

手部针刺法

取穴：合谷、内阳池、中泉、中魁，配小指节。

操作：治疗部位常规消毒后，按操作常规，用毫针对准所选穴位刺入，实证用强刺激，虚证用中刺激，得气后留针 30 分钟；捻压小指节，用泻法。每日或隔日 1 次，10 次为一疗程。适用于胃及十二指肠溃疡。坚持调治效果明显。

取穴：再创、前头点、胃肠点。

操作：治疗部位常规消毒后，用毫针对准所选穴位刺入，病急用强刺

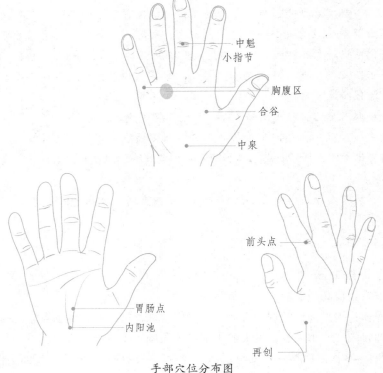

手部穴位分布图

激，一般用中刺激。得气后留针 20～30 分钟或加捻针。每日或隔日 1 次，10 次为一疗程。重者应该配合药物治疗为宜，内外并治，效果良好。

手部药疗法

健脾止痛汤

材料：党参、黄芪各 25 克，白术、茯苓各 15 克，制乳香、制没药、砂仁、甘草各 10 克，延胡索 10～20 克。

操作：每日 1 剂。上述药物加清水适量，头煎取汁 300 毫升，日服 2 次。二、三煎取汁倒入盆中，待温时浸泡双手，每日 2 次，每次 20～30 分钟。

两用膏

材料：干姜、砂仁、苏梗、延胡索、白及各 30 克，米醋适量。

操作：上述药物共研细末，储瓶备用。用时每取本散 30 克，用米醋适量调和成稀糊状，外敷于双手心劳宫穴和中脘穴上，包扎固定，每日换药 1 次，10 次为一疗程。本方具有温中、散寒、理气止痛的功效，适用于脾胃虚寒、肝气犯胃型的胃及十二指肠溃疡。

蜂蜜妙用

蜂蜜是一种碱性食物，它所含的锰等无机盐可以促进食物的消化，从而减轻胃肠负担、缓解胃病症状。蜂蜜不仅可以治疗胃炎，还可以在蜂蜜中加上某些药物来治疗溃疡病。胃及十二指肠溃疡患者可在每天清晨用温开水冲蜂蜜 6 克，空腹服用或用丹参 15 克、木香 6 克和炙甘草 6 克煎汁冲蜂蜜服用，可收到良好的治疗效果。

另外，蜂蜜 30 克，加入炒枣仁末 15 克，分 2 次冲服，可以宁心安神，可治心慌、失眠、健忘、多梦。若再加入五味子 9 克、柏子仁 9 克，还可增强记忆力，改善智力。

急慢性肠炎

急慢性肠炎是临床常见病，男女老少皆有可能患此病，一年四季皆可发病，但在夏秋两季发病率最高。在中医学上，急慢性肠炎属于"泄泻"范畴。

急性肠炎多由进食刺激性食物，或暴饮暴食，或腹部受寒，或进食变质有毒食物而引起；慢性肠炎是肠壁黏膜的慢性炎性病变。此病最大的特点是病程缓慢、反复发作、缠绵难愈。通常肠道慢性感染和炎性疾病都能导致慢性肠炎，此外，食物过敏或精神问题也可诱发此病。泄泻的主要原因是湿盛和脾胃功能失调，常常表现为脾胃病症。

◆ 症状

腹痛、肠鸣、大便次数增多（一日数次或十数次）、便稀，甚至泻物如水状，但无脓血和里急后重之症，常因饮食、情感、劳倦或腹部受寒而引发。外感、饮食所伤多为急性肠炎，且病发急骤；慢性肠炎则多为脾肾不足，或由急性肠炎转化而来。

◆ 手部反映

若生命线靠近大拇指内侧有细长岛纹样副线（图 1），提示久患泄泻。
若双手金星丘处呈青黑色（图 2），提示近几天可能会腹泻。
若十指指甲前端甲缘下呈红色，提示可能患有急性肠炎。
若十指指甲面有紫色纵线纹，则可能是大肠恶变病信号，其中线纹的色泽深浅与疾病的轻重有关。

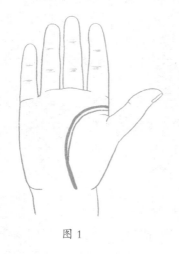

图 1

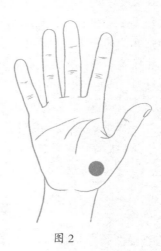

图 2

病象链接

若双鼻孔周围发红，则提示可能有肠道有疾患。

◆ 手部治疗

手部按摩法

取穴：下痢点、大肠、肾穴。

操作：治疗部位常规消毒后，按操作常规，持续地压揉下痢点、肠区和肾穴 2~3 天，便可缓解症状。数天后，粪便便会恢复正常。饮酒所致腹泻，揉压上述穴位，一定能解除，每日 1 次，中病即止。适用于腹泻。一般 1~3 个疗程即可痊愈，若早晨腹泻，即按揉下痢点，效佳。

取穴：三间、合谷、肾穴、腰腹穴、下腹穴、胃脾穴等。

操作：治疗部位常规消毒后，按操作常规，按揉三间、合谷两穴各 50 次，掐按肾穴、腰腹穴、下腹穴、胃脾穴各 300 次，每日按摩 1~2 次，10 天为 1 个疗程。适用于腹泻。

取穴：胸点、胃肠点、胸腹区、三间、腹泻点、大骨空、胃穴、胃区、消化道区、肠区、肛门区、肝区、肾穴。

操作：治疗部位常规消毒后，按操作常规，点揉胃区、消化道区、肠

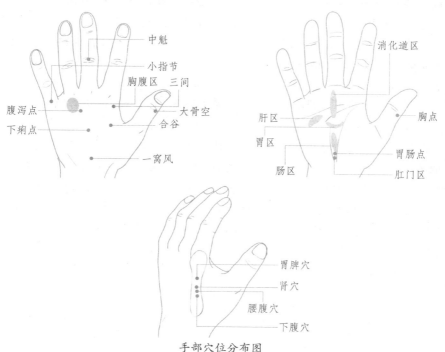

手部穴位分布图

区、肛门区；按揉胸点、胃肠点、三间、腹泻点、大骨空、胃穴；掐点肾穴，每日按摩 1 次，10 次为一疗程。适用于腹泻。

手部针刺法

取穴：三间、合谷。

操作：治疗部位常规消毒后，用毫针对准所选穴位刺入，用强刺激，得气后留针 15～30 分钟。每日 1 次，10 次为一疗程。适用于急慢性肠炎。

取穴：脾点、大肠点、腹泻点。

操作：治疗部位常规消毒后，用毫针对准所选穴位刺入，急性用强刺激，慢性用中刺激，得气后留针 15～30 分钟。每日或隔日 1 次，10 次为一疗程。适用于急、慢性肠炎（泄泻）。

手部药疗法

吴茱萸汤

材料：吴茱萸 30 克，米壳、肉豆蔻、桂枝、木香、陈皮各 20 克。

操作：每日 1 剂。上述药物加清水适量，水煎取汁，将药汁倒入盆内，趁热熏洗双手，待温时浸泡双手。每日 2 次，每次 20～30 分钟，10 次为一疗程。适用于各种腹泻，尤以寒性、慢性腹泻疗效好。

本方功能温中止泻，还可用葛根 50 克，白扁豆、车前草各 150 克，如上煎熬取汁以治湿热型泄泻。

贴敷方

材料：①苦参、苍术各适量（热重者以 3：1 配合，湿重者以 1：3 配合，湿热并重者，两药等份）。②吴茱萸 30 克，白芥子 60 克。

操作：上列两方，随症选用。上述药物共研细末，储瓶备用。用时每取本散 5～10 克，以米醋适量调和成稀糊状，外敷于双手心劳宫穴。方①每 4～12 小时换药 1 次，症状缓解后则改为每日换药 1 次；方②则外敷于手一侧手心（男左女右），每日换药 1 次。两方均 5 天为一疗程，可连用 1～2 个疗程。适用于泄泻（湿热型用方①，虚寒型用方②）。

慢性肠炎患者饮食建议

慢性肠炎患者首先应该选择易消化的食物，如低脂、少纤维的食物，包括细挂面、烩面片、馄饨、嫩菜叶、鱼、虾、蛋及豆类制品等；排气、肠鸣过强时，要少吃土豆、红薯、白萝卜、南瓜、牛奶、黄豆等易产气发酵的食物；慢性肠炎患者如有脱水现象，为了补充水、盐和维生素，可喝些淡盐开水、菜汤、米汤、果汁、米粥等；不吃生冷、坚硬及变质食物，不喝酒，不吃辛辣刺激性强的调味品；苹果含有鞣酸及果酸成分，有收敛止泻作用，慢性肠炎患者可经常食用。

胆囊炎、胆结石

胆囊炎是胆囊内产生炎症的一种疾病，而胆结石是指胆汁的成分产生某些变化，胆汁中的胆固醇沉淀下来，这些沉淀物混同其他成分逐渐形成结石。胆囊炎、胆结石症有急慢之分，属于中医的"胁痛""黄疸""结石"等病范畴，临床较为多见。

古有医书曾记载，胆附于肝，互为表里。胆汁是储肝脏之余气，益气于胆，积聚而成。肝失疏泻，脾失健运，可导致气滞血瘀。湿热内瘟，而导致胆囊肿大、发炎；又肝失疏泄，胆汁排泄不畅，日积月累，久受煎熬，聚结成石，结石阻滞，"不通则痛"。

急性胆囊炎由化学刺激和细菌感染而引起，根据其病理特点，可分为急性水肿型和急性化脓型。慢性胆囊炎大多为慢性胆结石、胆囊炎，少数为慢性非胆结石、胆囊炎，慢性胆囊炎的病理变化以胆囊纤维化及与周围组织的粘连为主要特征。

◆ 症状

急性胆囊炎常于夜间或饱餐后发作，右上腹或中上腹呈持续性胀痛，或间断性绞痛，可放射至右肩胛骨。胆结石主要表现为反复发作性上腹部疼痛，常发生于晚上和饱餐后，多伴有消化道症状，如胸闷嗳气、恶心腹胀、厌食油腻、呕吐口苦等。

◆ 手部反映

无名指若显瘦弱，且手指背无名指第二节处有黑斑兼有硬皮者（图1），提示可能有胆结石。

如果中年女性双手背呈现黑色素斑块，或手背皮肤几乎呈褐色（图2），多提示可能有胆囊切除史。

若右手无名指指缝下掌面处有方形纹、十字纹（图3），则提示胆囊

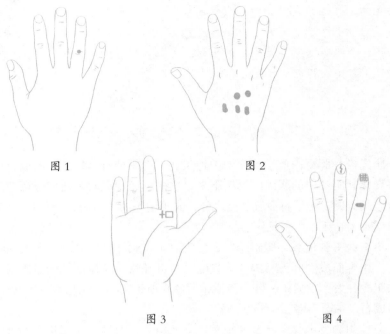

图1　　　　　　　　　　图2

图3　　　　　　　　　　图4

炎、胆囊息肉信号。

若中指指甲面有链状纵纹，则提示胆结石；若无名指指甲面有方格稿纸样变化纹路，同时手指背第二关节处均为褐色（图4），则提示胆结石、胆管结石；若胆结石患者脸下部较宽呈梯形状，指短、手部皮肤粗糙，小指指甲面有几条横沟，则提示要积极预防胆囊性疾患。

◆ 手部治疗

手部按摩法

取穴：胸椎、肝胆穴、胸痛点、中泉、神门、外关、支沟、少冲、三焦点、胃区、肾区。

操作：治疗部位常规消毒后，按操作常规，按揉胸椎、肝胆穴、胃区、肾区、中泉、外关、支沟；掐按胸痛点、少冲、三焦点、神门。用泻法。每日1次，10次为一疗程。适用于胆囊炎。用牙签或烟头灸手掌上的肝胆穴、二白、外关等也有止痛止呕的作用。

取穴：胆区、肝穴、十二指肠穴、腕骨、中渚。

操作：治疗部位常规消毒后，按操作常规，按掐胆区；按压腹部、腕

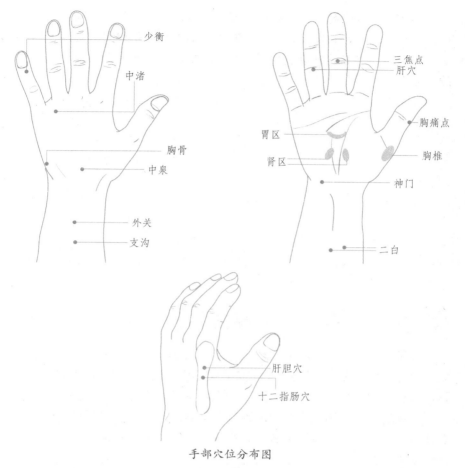

手部穴位分布图

骨、十二指肠点，掐按肝穴、中渚穴。用泻法。每日 1 次，10 次为一疗程。适用于胆结石。本方具有良好的止痛作用。

手部针刺法

取穴：神门、腕骨、外关、中泉、二白、三焦点、少冲。

操作：治疗部位常规消毒后，用毫针对准所选穴位刺入，用强刺激，不留针，每日 1 次。适用于胆囊炎、胆结石。

手部药疗法

三草止痛汤

材料：川金钱草、龙胆草、车前草、黄檗、生桃仁、延胡索各 30 克，大黄 15 克，冰片 5 克，海金砂、川楝子各 15 克。

操作：每日1剂。上述药物加清水适量，水煎取汁，将药汁倒入盆中，待温后浸泡双手与双足，每日2次，每次20~30分钟。适用于胆囊炎、胆结石。本方具有清热利湿、消炎利胆、理气止痛的功效，有较好的止痛作用。

胆囊炎患者不宜长期素食

虽然胆囊炎的急性发作常与进食脂肪有关，但如果胆囊炎患者长期只吃素菜，则易加速胆结石的形成。这是因为长期只吃素菜就容易造成胆囊内胆汁排泄减少，胆汁过分浓缩瘀积，有利于细菌的生长繁殖，破坏了胆汁的稳定性，从而导致和加速胆结石的形成，使胆囊炎患者病情加重。因此，胆囊炎患者除了在急性发作时应避免进食油腻食物之外，在病情稳定期间，可以少量多餐进食一些荤菜，这样不仅可以保证营养，而且有利于胆汁的分泌、排泄，防止胆结石的形成。

便秘

便秘是消化系统中的常见病，多见于年老体弱者。便秘可分为结肠性便秘和直肠性便秘。前者指食物残渣在结肠中行进过于迟缓而引起，后者指食物残渣正常并及时到达直肠，在直肠滞留过久所引起的便秘。

便秘的发病原因较多，主要因排便动力缺乏，或津液枯燥所致。年老体衰者，忧愁思虑者，或者爱食辛辣者，或者不爱喝水者，或者所食食物缺乏纤维素者，抑或是多次妊娠、过度肥胖者都很有可能出现此病症。除此之外，肠梗阻、腹腔肿瘤、溃疡病、子宫肌瘤、卵巢囊肿、肛裂、痔疮也有可能引发此病。

◆ 症状

大便秘结不通（2日以上未排便），时发时止，或干燥坚硬。中医一般分为热秘、寒秘、气秘、血秘和虚秘，前两种为实证，后三种多为虚证。

◆ 手部反映

若生命线下端处有细支线走流到地丘位（图1），为便秘线，线长提示习惯性便秘。

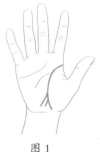 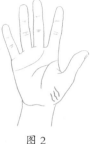 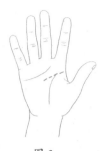

图 1　　　　　　　　　　图 2　　　　　　　　　　图 3

大鱼际处有血管显露（图 2），提示大便干燥。

若智慧线很浅，或无智慧线，或既浅又短（图 3），提示此人可能自幼习惯性便秘。

病象链接

　　口臭之人常便秘。手掌主线明晰，几乎无干扰线，提示肾阳足自可耐寒；全掌干扰线多或手掌纹细杂而多，提示此人怕冷，易感冒，习惯性便秘。

◆ 手部治疗

手部按摩法

取穴：支沟、劳宫、合谷以及全息穴的胃脾穴、十二指肠穴、腰腹穴、肾穴等。

操作：治疗部位常规消毒后，按操作常规，一次按揉或推按上述所选穴位各 100～300 次。手部按摩对便秘治疗效果较好。一般按摩 2～3 次就可恢复正常，按揉或点压经穴以酸痛为宜。

取穴：胃肠区、健理三针区、便秘点、大肠经、小肠经、商阳、合谷。

操作：治疗部位常规消毒后，按操作常规，按揉胃肠区，健理三针区；推按大肠经、小肠经；掐按便秘点、商阳、合谷等穴。每日按摩 1 次，每次 15～30 分钟，中病即止。

手部针刺法

取穴：合谷、支沟

操作：治疗部位常规消毒后，用毫针对准所选穴位直刺入 0.8 寸，用

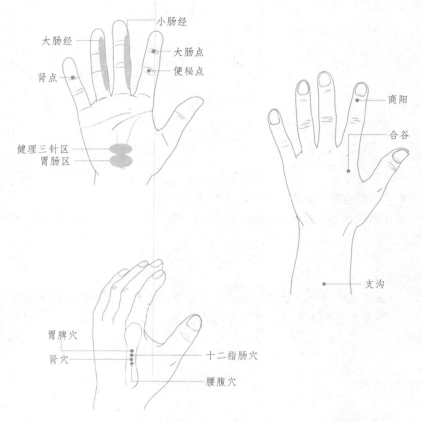

大肠经
小肠经
大肠点
便秘点
肾点
健理三针区
胃肠区
商阳
合谷
支沟
胃脾穴
肾穴
十二指肠穴
腰腹穴

手部穴位分布图

强刺激，得气后留针 30 分钟，间歇行针。每日 1 次，中病即止。

取穴：大肠点、夜尿点（肾点）。

操作：治疗部位常规消毒后，用毫针对准所选穴位直刺入 0.2 寸，用中刺激，得气后留针 15~30 分钟。每日 1 次，中病即止。

手部药疗法

通便浴手方

材料：番泻叶 5 克，大黄 15 克，川厚朴 9 克。

操作：每日 1 剂。上述药物加清水适量，水煎取汁，将药倒入盆中，待温时浸泡双手。每日 2 次，每次 30 分钟，中病即止。适用于热秘。

苁黄膏

材料：肉苁蓉 15 克，硫黄 6 克。

操作：肉苁蓉、硫黄共研细末，备用。用时每取 10 克握于双手心，另取 10 克填入肚脐内。包扎固定，一般 1 次即可，或次日再如法使用 1 次。适用于阳虚便秘。

便秘吃泻药有害无益

很多人认为一般的便秘无关紧要，患病时吃点泻药就可以。但事实是光吃泻药根本不能解决问题，不仅会加重便秘；而且会导致该病成为诱发心肌梗死、脑溢血等其他系统疾病的重要因素。

医生建议，养成合理的饮食习惯（增加食物中的纤维素含量、多喝水等）和生活规律（作息时间合理、经常运动等）是预防和治疗便秘的最好方法。长期使用或滥用泻药，百害而无一益。

痔疮

痔疮是临床常见病，它是指肛门、直肠下端静脉曲张，静脉血液回流受阻所出现的青紫色、圆形或椭圆形包块状的疾患。痔疮可分为内痔、外痔和混合痔。在齿线以上，表面覆盖黏膜的称为内痔；在齿线以下，表面覆盖皮肤的称为外痔；二者兼有的称为混合痔。

该病的形成与久坐、久立、好食辛辣，或肛门部受冷、受热、便秘、腹泻、过量饮酒等因素有关。这些因素都能刺激肛门和直肠，使痔静脉丛充血，影响静脉血液回流，以致静脉壁抵抗力下降。此外，还有遗传关系，静脉壁先天性薄弱，抗力降低，不能耐受血管内压力，因而逐渐扩张。

◆症状

痔疮的症状主要有患处作痛、便血等症，严重时，痔块会凸出肛门外（脱垂），排便后才缩回。大便时反复多次地出血，会使体内丢失大量的铁，引起缺铁性贫血。痔疮对人体有诸多危害，应引起重视。但也不必过于紧张，只要能够早期治疗和适当处理，均可避免严重合并症的发生。

◆ 手部反映

若事业线起端有竖形小线纹（图 1），则提示可能患有痔疮。
若地丘处有几个小竖岛纹（图 2），则提示可能患有痔疮、便秘。

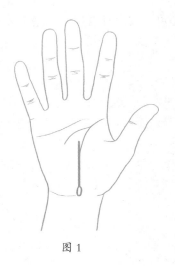

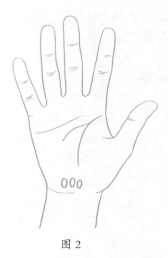

图1

图2

　　双耳痔穴内有白或褐色斑点，或有小结，提示痔疮出现或出现已久。

　　若上唇系带上有小肉结，肉结在右侧提示痔疮在肛门右侧，反之亦然。观系带发红，则提示痔疮正在发作。

　　若双目白睛处下方有可见的毛细血管向瞳孔方向爬行，提示已患痔疮。

◆ 手部治疗

手部按摩法

　　取穴：二白、下腹穴。

　　操作：治疗部位常规消毒后，按操作常规，点按或拿捏二白穴、下腹穴各300次。每日按摩1次，10次为一疗程。

　　取穴：会阴点、合谷、大肠点。

　　操作：治疗部位常规消毒后，按操作常规，点按或掐压会阴点、合谷穴、大肠点各50～100次，严重者则用香烟灸或中药灸治以上三穴各7～10次。每日按摩1次，10次为一疗程。时常按压会阴点，可避免痔疮再发。

　　检查痔发部位及预后时，当右手的会阴点在用左手指指压会感到疼痛时，表示患者的痔疮在右边；当左手的会阴点在用右手指指压会感到压痛时，则表示患部在左边。痔疮治愈后，会阴点仍会感到疼痛，则表示有再

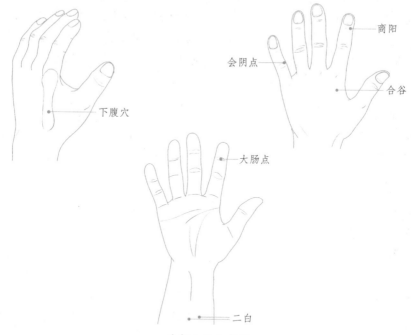

手部穴位分布图

复发的可能性。因此，时常指压会阴点，可避免再发。

手部针刺法

取穴：二白、合谷、商阳。

操作：治疗部位常规消毒后，用毫针对准所选穴位刺入，用强刺激，得气后留针 30 分钟，间歇捻针。每日 1 次，10 次为一疗程。

手部药疗法

解毒消肿汤

材料：金银花、蒲公英、马鞭草、紫草、车前草、败酱草、延胡索、赤芍、黄芩、黄檗各 30 克，明矾、芒硝各 6 克。

操作：每日 1 剂。上述药物加清水 2000 毫升，煮沸 10 分钟后，将药液倒入盆内，趁热先熏蒸肛门和双手。待温时浸泡双手，并用毛巾蘸药液洗肛门。每日早、晚各 1 次，每次 30 分钟，7～10 日为一疗程。

痔疮膏

材料：生大黄、生地榆、乳香、没药、明矾各 20 克，冰片 5 克，五倍子 6 克，京万红软膏 2 支，陈醋适量。

操作：先将前七味药物共研细末，与京万红软膏（挤出）、陈醋适量调成稀糊状，备用。用时每取药膏 30 克，外敷于双手心劳宫穴和肚脐上，包扎固定。必要时可加涂痔疮上。每日换药 1 次，10 次为一疗程。适用于各类痔疮、肛裂。本方具有清热解毒、凉血化瘀、消肿止痛的功效。

治痔小招数

南瓜子　除含有维生素 C、胡萝卜素外，还有丰富的食物纤维，是缓解、治疗便秘的优良食品。若患有痔疮，可以用南瓜子的煎汁清洗肛门内侧的痔疮。做法是用 300 克南瓜子和 1000 毫升水煎煮至水量减为一半。用它每日清洗患部 2 次。

柿子　柿子除了含有丰富的食物纤维外，还有缓解、治疗便秘的功用。不论是软柿子、干柿子，还是干柿子上的白色粉末都有药效。可以把柿子的嫩叶风干做成柿子茶叶，有利尿、解热、止血的功用，每天饮用对痔出血很有功效。

第十二章
循环系统病症

高血压

高血压是指在未服用抗高血压药物的情况下，血压高于或等于18.6/12.0千帕。这是一种以体循环动脉血压升高为主的临床综合征，属于中医的"头痛"和"眩晕"的范畴。常见于40岁以上的中老年人，临床多发，可分原发性和继发性两种。

中医认为此病多因肝肾阴虚、阳火上升或肾虚、阴虚阳亢，或受精神刺激、大脑紧张所致。可见原发性高血压是由于"阳亢"（或因虚致实）而导致人体大脑皮质功能紊乱而引起。现代医学则认为血压升高的原因是血流供求不平衡，其中以心、脑、肾三者最为重要。目前，普遍的观点是高血压病与中枢神经系统及内分泌体液调节功能紊乱有关，同时与职业、年龄、环境、情绪、遗传、肥胖、饮食等因素有关。

◆ 症状

高血压病除了血压升高之外，还伴有颈后或头部胀痛、头晕眼花、心慌，或胸闷、四肢发麻，或头重脚轻如坐舟中等症状。日久不愈，还可引发动脉硬化、诱发中风等病变。

◆ 手部反映

十指并拢时双掌指缝下掌面处有凸起的脂肪丘（图1），提示可能患有

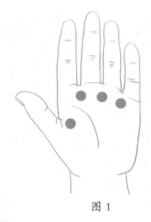

图 1

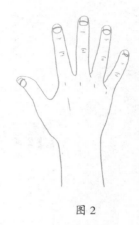

图 2

高血压。

全手掌呈茶红色，提示高血压，并要提防脑出血发生。双手掌肤色干巴，感情线比其他主线色红，提示高血压。

十指甲半月痕过大，超过全甲 2/5（图 2），提示有家族性高血压疾病史。肥胖是高血压危险因素之一，胖人十指指甲无半月痕，且指甲及掌色发红，或进入老年虽不肥胖但指腹弹力强，应积极防治高血压。

手腕背横纹桡侧端，正对虎口的凹陷中为阳溪穴。按压掐此穴时，此位有明显的疼痛感，提示高血压。常常按摩阳溪穴可防止和缓解高血压。

◆ 手部治疗

手部按摩法

取穴：合谷、内关、阴郄以及头穴、颈肩穴、肺心穴、下腹穴、肝胆穴等全息穴。

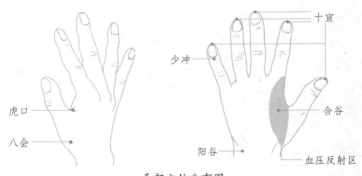

手部穴位分布图

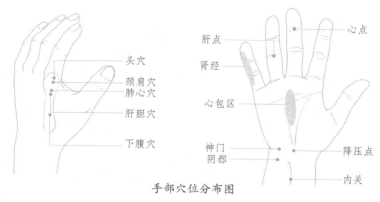

头穴
颈肩穴
肺心穴
肝胆穴
下腹穴

肝点
肾经
心包区
神门
阴郄

心点
降压点
内关

手部穴位分布图

操作：治疗部位按常规消毒后，按常规操作，拿捏或按揉合谷穴、内关穴、阴郄穴各100次，掐揉上述全息穴各200～300次。每日按摩1～2次，持续3个月为1个疗程。3个月后如恢复正常，手部按摩可改为每日1次或隔日1次。

取穴：血压反射区、心包区、降压点、肾经以及中冲、少冲、十宣、合谷。

操作：治疗部位按常规消毒后，按操作常规，按揉心包区；推肾经；点掐血压反射区、降压点、中冲穴、少冲穴、十宣穴、合谷穴。顺手掌感情线按摩也有效。每日或隔日1次，一个月为1个疗程。

坚持按摩会有一定效果。注意休息，戒烟戒酒，节制房事；注意劳逸结合，避免情绪激动；头部不可突然或大力运动；忌食辛辣、饮食有节。

手部针刺法

取穴：合谷、阳谷、神门、阴郄、十宣。

操作：治疗部位常规消毒后，用毫针对准所选穴位刺入，用中刺激，平补平泻法。留针30分钟。每日或隔日1次，10次为一疗程。

取穴：心点、肝点、八会、虎口。

操作：治疗部位常规消毒后，用毫针对准所选穴位刺入，用中刺激，留针30分钟，每日或隔日1次，10次为一疗程。

手部药疗法

清心平肝汤

材料：野菊花、夏枯草、连翘、钩藤、灯芯草各30克。

操作：每日1剂。上述药物加清水适量，水煎取汁将药汁倒入盆中，待温时浸泡双手。每日2次，每次30分钟，10次为一疗程。

蓖麻仁膏

材料：蓖麻仁 50 克，吴茱萸、牛膝各 30 克。

操作：将蓖麻仁捣烂，后两味研细末，合之共捣烂如泥，备用。用时每次取本膏 20 克，外敷于双手心劳宫穴处，包扎固定。每日换药 1 次，10 次为一疗程。或加敷双足涌泉穴。

此法有引火归源、降压止晕的功效。

低血压

低血压属于临床常见病，是指血压等于或低于 8.0/12.0 千帕，以头晕目眩为主要症状的疾病，属于中医"虚损""眩晕"的范畴。

低血压多因脾肾两亏、气血不足、清阳上升、血不上荣、髓海空虚所致，或因遗传因素所致。

◆ 症状

低血压多伴有头晕、耳鸣、目眩、疲劳、四肢酸软无力、食欲不振、面色黄萎、心慌气短、心悸胸闷、足发冷、自汗、盗汗等症状。甚至当体位变动，特别是突然起立时面前发黑、头晕。有的患者没有自觉症状。

◆ 手部反映

感情线走到无名指和中指指缝处下陷成弧凹状（图 1），提示低血压、胃下垂。手掌三大主线均浅之人，提示体质差、血压偏低。

无名指下有两条一长一短的太阳线穿插感情线（图 2），均提示血压不稳定。

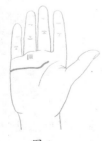
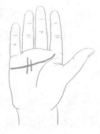
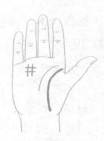

图 1   图 2   图 3

生命线起点低，太阳线呈"井"字纹符号（图3），双手掌长期冰凉或夏天发热而冬季发凉，均提示血压偏低。

十指指甲无半月痕或半月痕太小，且手掌弹力差，提示血压偏低、抗病能力差、易患神经衰弱。

病象链接

双颧骨高低不一，提示体质差、低血压。

双耳垂根位有小圆凹状，提示低血压。

◆ 手部治疗

手部按摩法

取穴：血压反射区、心包区、中渚、阳池、神门、大陵。

操作：治疗部位常规消毒后，按操作常规，推血压反射区；按揉心包区和中渚、阳池、神门、大陵等穴。用中刺激，留针30分钟。每日或隔日1次，10次为一疗程。

取穴：大陵、神门、中渚、阳池。

操作：治疗部位常规消毒后，按操作常规，用手指慢慢揉压以上四穴位，血压就会上升，自觉症状消失。在揉压时，必须注意要一直揉压到穴位周围有暖和感为止。每日1次，15天为一疗程。

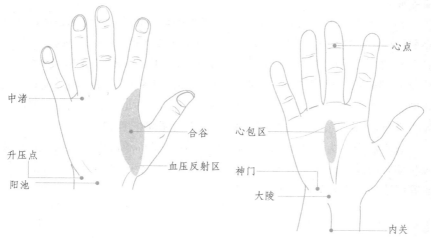

手部穴位分布图

手部针刺法

取穴：神门、内关、大陵、中渚、合谷。

操作：治疗部位常规消毒后，用毫针对准所选穴位刺入，用轻刺激补法，留针 15 ~ 30 分钟，每日或隔日 1 次，10 次为一疗程。

取穴：心点，升压点。

操作：治疗部位常规消毒后，用毫针对准所选穴位刺入，用轻刺激补法，留针 15 ~ 30 分钟，每日 1 次，10 次为一疗程。

手部药疗法

归芪升压汤

材料：黄芪 80 克，当归 25 克，升麻、枳壳各 6 克。

操作：每日 1 剂。上述药物加清水适量，水煎取汁，将药汁倒入盆中，趁热先熏后洗双手（手心向下），待温时再浸泡双手，每日 2 次，每次 30 分钟。

心脏病

心脏功能健康与否直接决定着一个人的生命状况。

心悸是指患者本身自觉心跳急速、惊惶不安、难以自持的特征，俗称"心跳""心慌"。常因情志损伤而诱发，多伴有失眠、健忘、眩晕耳鸣等症。

心律不齐是指心脏搏动过快、过慢或节律不规则，它包括心动过速和心动过慢两种情况。心律失常属于中医的心悸、惊悸、怔忡等病。临床一般呈阵发性，随情绪波动或劳累过度而发病。正常成人安静时心律为每分钟 60 ~ 100 次，平均 75 次。脉搏每分钟达 80 ~ 100 次，称心动过速；若每分钟低于 60 次，称心动过慢。心律不齐多因心气不足、心血亏损，或心脉被痰瘀痹阻，或受惊吓，或痰热内蕴、痰火上扰心神所致。

冠心病全名为冠状动脉粥样硬化心脏病，又称缺血性心脏病。它是指冠状动脉因发生缺血缺氧而引起的心脏病变。属于中医胸痹、真心痛、胸痛等病范畴。临床多发，中老年居多。

◆症状

心律不齐的症状有心跳、心慌、心烦，甚至有紧张之感，或伴有气短、倦怠、眩晕、失眠、健忘、呼吸急促、头昏、恶心、面色苍白等症状，严重者可能昏厥。

　　冠心病包括心绞痛、心肌梗死、心律不齐、心力衰竭等症状。常因情绪波动和长期劳累所引发。心绞痛发作时，胸骨后中位可向左肩背部及臂上部呈放射性疼痛，其疼痛性质以压迫感、沉重感、烧灼感最明显，以胸闷为最常见。疼痛时间多持续 2 ~ 3 分钟，一般不超过 30 分钟。心肌梗死只有在突然情绪波动或长期处于精神紧张状态，又突然松弛下来时才会发生。心肌梗死发作前会胸痛数分钟，胸部有明显的束带样感觉，患者往往一天会胸痛好几次。如果不做及时防治，很容易导致猝死。心力衰竭则有下列症状：气急、呼吸次数增加；心率加快、奔马律、交替脉；肺部啰音、咳嗽、痰中带血或血性泡沫痰。

◆ **手部反映**

　　感情线上有明显的大十字纹（图 1），提示心脏病。此人很可能有大声讲话和工作到深夜的习惯。

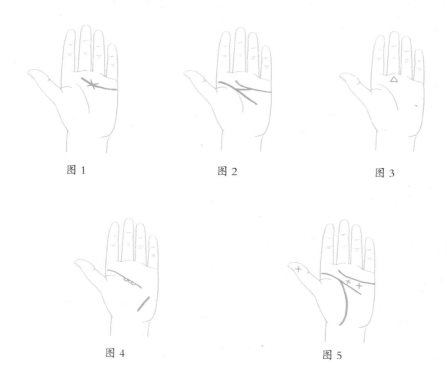

图 1　　　　　　　　　图 2　　　　　　　　　图 3

图 4　　　　　　　　　图 5

感情线与智慧线之间出现贯桥线（图2），提示心脏病。

中指下离位有明显的三角纹符号（图3），提示心脏病。

智慧线中央出现三四个小眼状纹符号（图4），提示劳累所致心脏有病，心悸信号。

健康线比其他主线粗而发黑（图4），提示心脏疾患。

太阳线上有"十""米"字纹，大拇指腹肚外侧有"十"字纹（图5），中指矮于两邻指，感情线上出现红色斑点，均提示心律不齐。

若左手手指常有疼痛症状，提示心包炎信号。双手掌常出现麻木、浮肿，十指尖常有麻痹感，双手用手一捏，松而绵软，提示易患心脏疾患。双手掌呈紫红色，或三大主线上出现紫红色斑点，提示心脏病信号。十指端均缓慢形成鼓槌状或十指端色红引人注目，均提示风湿性心脏病先兆。

拇指指甲面有一条凸起的黑色纵线纹（图6），提示心绞痛、高血压信号。食指长于中指，双手无名指如鼓槌状，拇指顶端面呈方形均提示心脏病信号。

十指指甲呈紫蓝色，提示血中缺氧，是心脏病信号。小指第二节指节

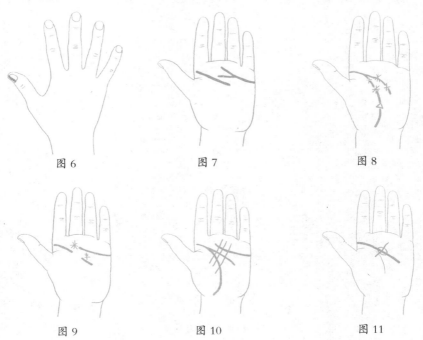

图6   图7   图8

图9   图10   图11

纹只有 1/2；小指靠无名指侧有异色皮厚条状隆起；小指指甲甲体发红色，或只有白色半月痕变红，均提示心脏病信号。

感情线走在无名指下分大叉而行（图 7），提示易患心脏疾病。

智慧线平直比其他线粗，且色红，则提示心脏负荷大。

生命线上出现"米""十""女"纹符号，智慧线同时出现"米""十"字纹（图 8），提示心绞痛。

感情线紊乱，末端出现"米"样字纹，方庭内有"丰"字纹，均提示冠心病信号。智慧线在中指下折断（图 9），提示易患心脏病。

几条长而明显的干扰线贯穿三大主线（图 10），提示心脏、肝脏等大病信号。

手掌智慧线中央处线两侧有对应小岛纹，干扰线凿穿而过（图 11），提示此人易患先天性心脏病。

病象链接

如果一个人从小就常年双脚干巴，必须经常用胶布粘贴裂口处，则提示此人患先天性心脏病。

双眼眉相距较大之人，易患心脏杂音症。鼻尖突然间发肿，提示可能心脏患有疾病。嘴唇呈蓝紫色，女性多见，提示可能患有心脏病。双耳垂有一条向外走出的皱纹沟，称冠状沟，提示冠心病信号。

舌是人体暴露于外而能被人看见的内脏组织。它的大小、长短、薄厚均与心脏大小成正比。舌大身体小，提示心脏肥大；舌小身体大，提示心室狭窄，易患心动过速、心悸。

◆ 手部治疗

手部按摩法

取穴：拇指、中指、神门、少商、少冲、中冲、肺心穴、心点。

操作：治疗部位常规消毒后，按操作常规，揉按心区；捻掐拇指、中指；点揉神门穴、少商穴、少冲穴、肺心穴、心点。每日 1 次，每次 20~30 分钟，10 次为一疗程。适用于胸痹。

取穴：支沟、合谷、内关、郄门、间使、肺心穴、上肢穴、肝胆穴。

操作：治疗部位常规消毒后，按操作常规，用拇指指甲缘按掐支沟、合谷穴，一按一松，连做 20 次；用拇指指腹向心力推擦内关、郄门、间使三穴，连做 1 分钟。向掌心方向掐按肺心穴、肝胆穴各 300 次。每日 1 次，10 次为一疗程。适用于心绞痛。

取穴：内关、大陵、神门、少海、曲泽、肺心穴等。

操作：治疗部位常规消毒后，按操作常规，按揉或推按内关穴、大陵穴、肺心穴各 200～300 次。其余各穴 50～100 次。心脏疾病患者如果自己做手部按摩，不要选穴过多，坚持每天按摩 1 次或隔日 1 次。适用于各种心脏病（包括风湿性心脏病、先天性心脏病、高血压性心脏病、冠心病、心肌炎等）。

本法对于心脏病来说，只是辅助疗法，应该以药物治疗为主。

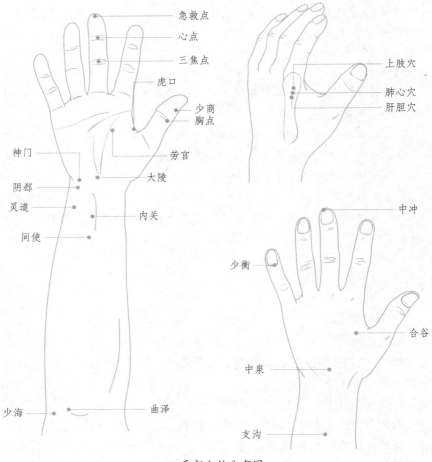

手部穴位分布图

取穴：内关、中泉、虎口、神门、大陵、劳宫、心悸点、心点、胸点、急救点。

操作：治疗部位常规消毒后，按操作常规，按揉内关、神门、大陵、劳宫、中泉等穴；掐心悸点、虎口；点掐心点、胸点、急救点、中冲穴。神门穴为手少阴心经的首穴，虎口的外侧是心脏治疗穴，应重点按摩。每日1次，10次为一疗程。适用于心绞痛。

取穴：内关、中泉、心悸点、虎口、心包区、急救点、心点、三焦点、神门、中冲、少冲等。

操作：治疗部位常规消毒后，按操作常规，对上述穴位以点、掐、按、捏等手法给予较重的刺激。每日1次，10次为一疗程。适用于心力衰竭。

手部针刺法

取穴：内关、神门、大陵、阴郄、少冲及心包区。

操作：治疗部位常规消毒后，用毫针对准所选穴位刺入，用强刺激泻法捻转，得气后留针15～30分钟，每日1次，10次为一疗程。适用于冠心病。

取穴：心点、胸点、急救点。

操作：治疗部位常规消毒后，用毫针对准所选穴位刺入，用强刺激泻法捻转，得气后留针30分钟，间断行针。每日1次，10次为一疗程。待痛止后改为隔日针1次。适用于心绞痛。

取穴：内关、大陵、神门、灵道、少冲。

操作：治疗部位常规消毒后，用毫针对准所选穴位刺入，用中刺激、平补平泻法，留针15～30分钟。每日1次，10次为一疗程。适用于心律失常（心悸、怔忡、惊悸）。

手部药疗法

胸痹浴手方

材料：川红花、泽兰、麻黄、桂枝、白芥子各50克。

操作：每日1剂。上述药物加清水适量，水煎取汁，将药汁倒入盆中，趁热熏手，待温时浴手。每日2次，每次30分钟，10次为一疗程。适用于冠心病。本方具有活血化痰、温经通络的功效。

心痛散

材料：蒲黄、延胡索各30克，细辛、檀香各10克，冰片5克，硝苯地平 15 片，食醋或白酒少许。

操作：前六味药物共研细末，备用。用时每次取本散 15 克，用食醋或白酒适量调和成稀糊状，外敷于双手心劳宫穴和阿是穴（心前区疼痛处），包扎固定。每日换药 1 次，10 次为一疗程。适用于心痛（心绞痛）。本方具有活血通络、行气止痛的功效。

稳心灵汤

材料：党参 30 克，黄精 30 克，缬草 15 克，琥珀粉、三七末各 1 克。

操作：每日 1 剂。上述药物加清水适量，水煎取汁，将药汁倒入盆中，待温时，浸泡双手。每日 2 次，每次 30 分钟（冷后加温）。另用 1 剂，水煎服，日服 2 次。适用于各种心律失常。本方具有益气养阴、活血化瘀、复脉宁神之功效。

整脉膏

材料：苦参（心律缓慢型用桂枝代替）、茶树根各 30 克，食醋适量。

操作：上述药物共研细末，用食醋适量调和成稀糊状，备用。用时每取本膏 15 克，外敷于双手心劳宫穴，包扎固定。每日换药 1 次，10 次为一疗程。适用于心律失常。

心脏病患者饮食建议

心功能不全者心悸时应该低盐饮食，不要过多饮水，应吃易消化食物，少食多餐。

心绞痛和心肌梗死发作后，应该吃流质饮食、保持安静、戒烟。

平常为了预防高血压也应低盐饮食，少食动物性脂肪，代之以植物油，并进行合理地减肥。

脑动脉硬化

动脉硬化是一种非炎症性、退行性及增生性的病变，它能导致动脉管壁增厚变硬、失去弹性、管腔变小。脑动脉硬化症是在全身动脉硬化的基础上，使脑动脉发生弥漫性的粥样硬化，管腔狭窄、小血管闭塞，导致脑部的实质供血量减少，神经细胞功能产生障碍，从而引起一系列的神经和精神症状。

脑动脉硬化在中医学上归于"中风""痫证""眩晕"等范畴。此病与年龄、身体素质、饮食习惯、环境及遗传等因素都有一定的关系。

中医认为此病多因饮食不节、将息失宜，或七情内伤，以至肝肾亏虚，气血无以上荣于脑，或痰瘀阻塞经络，或因遗传及烟酒中毒所致。而高脂血症、高血压、糖尿病是脑动脉硬化的基本病因。

◆ 症状

脑动脉硬化症最常见的临床表现有神经衰弱（头晕、头痛、失眠、多虑、注意力不集中、记忆力减退、思维能力缓慢、活动能力下降）；脑动脉硬化性痴呆（主要表现为精神情感障碍，不能准确计算和说出时间、地点、人物，出现明显性格改变，如情感淡漠、思维迟缓、行为幼稚、不拘小节，严重者还可出现妄想、猜疑、幻觉等各种精神障碍）；假性球麻痹（表现为四肢肌张力增高，出现难以自我控制的强哭强笑，哭笑相似分不清，吞咽困难伴呛咳及流涎等）；帕金森综合征（面部缺乏表情，直立时身体向前弯，四肢肌肉强直而肘关节略屈，手指震颤呈搓丸样，步态小而身体前冲）。

◆ 手部反映

拇指指根纹路变成僵直，此位并有血管浮露，提示脑动脉硬化。老年人头发几乎全白，而颜面呈"红富士"状，大拇指指根纹理笔直，双掌又有数朵大小不等的血色脂肪丘（图1），提示脑动脉硬化。

拇指甲面若出现一条引人注目不凸起的纵黑线纹，宽1～3毫米（图2），提示三酰甘油高、血液黏稠，为脑动脉硬化信号。

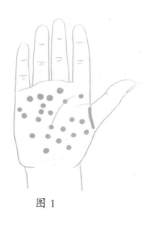

图1

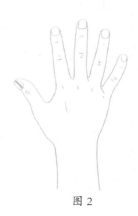

图2

十指指甲半月痕呈灰暗色，为脑动脉硬化先兆。如果有一段时间写字时手指有轻微哆嗦，要预防脑动脉硬化的发生。

病象链接

临床验证用铅笔在手掌心随便画几下，若患者下颌骨处有颤动感，则提示脑动脉硬化。

鼻子突然间发硬，提示脑动脉硬化，胆固醇偏高，心脏脂肪积累太多。

双目白睛上经常有血斑点，提示脑动脉硬化。

◆ 手部治疗

手部按摩法

取穴：内关、劳宫、通里、郄门、合谷和全息穴的肺心穴、头穴、肾穴。

操作：治疗部位常规消毒后，按操作常规，按揉或推按内关穴、劳宫穴、肺心穴各 200～300 次；其余各穴根据不同病变选择 1～2 个配合使用，每穴按摩 50～100 次。每日按摩 1 次，长期坚持。适用于冠状动脉粥样硬化。

取穴：胃、脾、大肠区、胸腹区、降压、头顶点、中冲、关冲、少冲。

操作：治疗部位常规消毒后，按操作常规，推按脾胃大肠区；按揉胸腹区；捏掐降压点；点掐中冲、关冲、少冲三穴及头顶点。每日 1 次，每次 15～30 分钟，10 次为一疗程。

手部针刺法

取穴：内关、合谷、间使、少冲、中冲。

操作：治疗部位常规消毒后，用毫针对准所选穴位刺入，用强刺激泻法捻转，得气后留针 15～30 分钟，间断行针。每日 1 次，10 次为一疗程。

取穴：心点、头顶点、前头点、偏头点、后头点、八会。

操作：治疗部位常规消毒后，用毫针对准所选穴点刺入，用中刺激，留针 30 分钟。每日 1 次，10 次为一疗程。

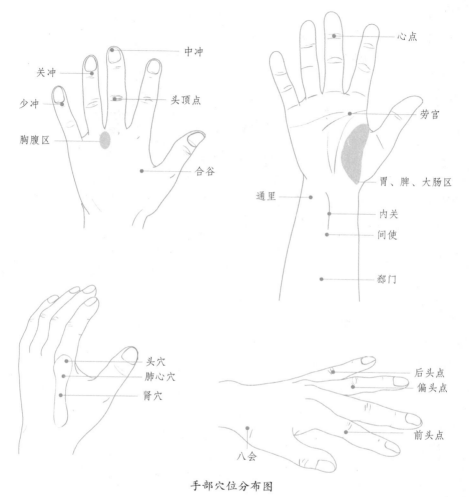

手部穴位分布图

手部药疗法

八味软化散

材料：川芎、三七、丹参、土鳖虫各 25 克，葛根、泽泻各 30 克，罗布麻 100 克，白酒适量。

操作：前七味药共研细末，储瓶备用。用时每取 20 克，用白酒调和成适量的稀糊状，外敷于双手心劳宫穴，包扎固定。每日换药 1 次，15 次为一疗程。适用于脑动脉硬化、冠状动脉硬化。

本方具有活血化瘀、清脂通络、平肝降压的功效。

预防脑动脉硬化从儿童开始

有病理解剖发现，脑动脉硬化虽然出现在中老年阶段，但实际上起始于儿童期。因此，必须让现在的儿童养成健康的生活方式。

具体应做到生活规律，情绪保持稳定，避免精神紧张、焦虑；要经常用脑，经常阅读报纸、杂志等；参加力所能及的体育锻炼和体力劳动，多做家务（有研究认为常干家务者脑动脉硬化及脑萎缩的发生率低）；要及早防治能加速动脉硬化的高血压、高脂血症及糖尿病等。饮食上应进食高蛋白、低钠盐、足够的维生素和适量的含较多不饱和脂肪酸的脂肪，如适量进食油、瘦肉、奶类、蛋类，可多食鱼类、豆制品、新鲜蔬菜和水果；饮食不能过饱，少吃糖，不吸烟，少饮酒。

第十三章
神经内分泌系统病症

头痛

头痛在临床上较为常见。中医认为头痛一症，急性为"头痛"，慢性则为"头风"。根据表现，头痛一般可分为外感头痛和内感头痛两大类。又因其病邪随经络循行而至，故有前额痛、后头痛、巅顶头痛和偏头痛、满头痛之分。

病因无非外感内因所致。"伤于风者，上先受之""高顶之上，唯风可到"。所以，外感头痛，以风邪居多。因"风为百病之长"，每多兼夹。故又有风寒头痛、风热头痛、风湿头痛之分。内伤头痛，多因七情内伤、脏腑失调、气血失调所致，故又有肝阳头痛、血瘀头痛、气血不足头痛、肾虚头痛、厥阴头痛和痰浊头痛之分。

◆症状

急性头痛多为外感，慢性头痛多为内伤。

外感头痛起病较急，常伴有恶寒、发热、鼻塞、流涕等表征，主要有如下三种类型。

（1）风寒头痛。症见头痛时作，遇寒则甚，痛走项背，恶风微寒，口渴，鼻塞、苔薄白、脉浮紧。

（2）风热头痛。症见头痛且胀，伴眩晕，甚则如坐舟中，面目红赤，发热恶风，有汗，或尿短赤，或口渴欲饮，舌尖红，苔薄黄，脉浮数或弦数。

（3）风湿头痛。症见头痛而沉重，如遇阴雨天气尤甚，或伴有肢体困重疼痛，腰膝酸软，有下坠之感，纳呆呕恶，苔白腻，脉濡缓。

不过，三者皆以头痛为主，其他伴随症状一般较轻。

内伤头痛起病缓慢，时发时止，缠绵难愈。主要有以下六种类型。

（1）肝阳头痛。症见头痛眩晕，心烦易怒，面红目赤，口苦，舌红，苔薄黄，脉弦有力。

（2）痰浊头痛。症见头痛昏蒙，胸脘满闷，呕恶酸浊，苔白腻，脉滑或弦滑。

（3）肾虚头痛。症见头痛且空，腰膝酸软，遗精，或带下，耳鸣，眩晕，苔少，脉细或沉弱。

（4）血瘀头痛。症见头痛日久，痛处固定不移，痛如锥刺，或有头部外伤史。舌暗有瘀斑，脉细涩。

（5）气血不足头痛。症见头晕，目眩，乏力，面色苍白等。

（6）厥阴头痛。症见巅顶头痛，甚则呕吐痰涎，肢冷，脉沉细，苔白。

◆ 手部反映

当手掌出现通贯掌或通贯掌呈链状时（图1），提示易患顽固性头痛。

智慧线上有明显的大"米"字纹（图2），或智慧线坠势直奔月丘，末端被干扰线交成"十"字纹（图3），均提示易患头痛。

智慧线紊乱或过短、过浅呈链状，或大拇指第二节指掌面有乱纹或明显的"十"字纹；智慧线有断裂或断裂处有小线连接；智慧线在中指下分叉，或叉纹下折走向（图4），均提示易患头痛。

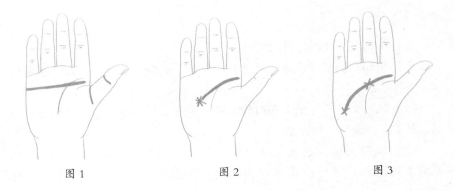

图1   图2   图3

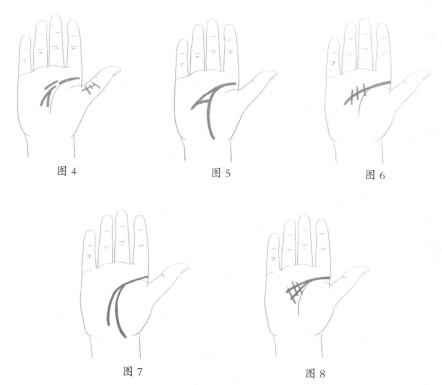

图 4　　　　　　　　　图 5　　　　　　　　　图 6

图 7　　　　　　　　　　　　　　图 8

智慧线同生命线之间有明显的贯桥线（图 5），提示顽固性头痛。

正常智慧线上有几条干扰线（图 6），提示头痛。

智慧线过长又附着生命线而行（图 7），提示易患抑郁症、胃病、头痛。

有两条智慧线，又被干扰线干扰（图 8），提示常因用脑过度而患头痛。

食指指甲面有边沿清楚之红斑，同时双耳呈青紫色，提示头痛正在发作。

病象链接

　　若偏头痛，痛则瞳孔扩大。小指甲之人，常头痛。两眉粗疏之人，常头痛。鼻子慢慢地偏向一侧，提示常头痛。一侧眉毛外脱落者，提示三叉神经痛、头痛。

◆ 手部治疗

手部按摩法

取穴：列缺、合谷、曲池、后溪、神门及全息穴的头穴、颈肩穴。

操作：治疗部位常规消毒后，按操作常规，拿捏或按揉列缺、合谷、曲池、后溪、神门等穴各100次，向掌心方向按掐头穴、颈肩穴300次。每日1次。这个方法对于慢性高血压之头痛、偏头痛、血管神经性头痛、感冒头痛及一些原因不明的头痛有较好的疗效。

取穴：大陵及头痛点、头顶点、心穴。

操作：治疗部位常规消毒后，按操作常规，对上述所选穴位进行按、揉、点、掐等按摩操作。每日或隔日1次，每次20~30分钟，5~10次为一疗程。

取穴：鱼际、合谷、阳溪、少泽、前谷、后溪、全头点（前头点、头顶点、偏头点、后头点）、脑区、关冲、头穴、肾区。

操作：治疗部位常规消毒后，按操作常规，摩热双手，点按鱼际、肾区，揉按合谷穴、阳溪穴、少泽穴、前谷穴、后溪穴、各头点、脑区、关冲穴、头穴。头痛可根据疼痛部位不同点按不同的相关穴、区、点，各30~50次。每日或隔日1次，10次为一疗程。

手部刺激法

取穴：①前头点、头顶点，配印堂；②偏头点、后头点、曲池或太阳。

操作：上列两方，随症选用。前头痛、头顶痛取①方；后头痛、偏头痛取②方。前后头痛，取①②方。治疗部位常规消毒后，用1寸毫针对准所选穴位刺入，用强刺激法捻转，留针15~20分钟，间断捻转。每日或隔日1次，7~10次为一疗程。

取穴：头顶点、后头点、后合谷、下都、虎口。

操作：治疗部位常规消毒后，按操作规程，用1寸毫针对准所选穴位刺入，用强刺激泻法捻转，留针20分钟，捻转2~3次。每日或隔日1次，5~10次为一疗程。

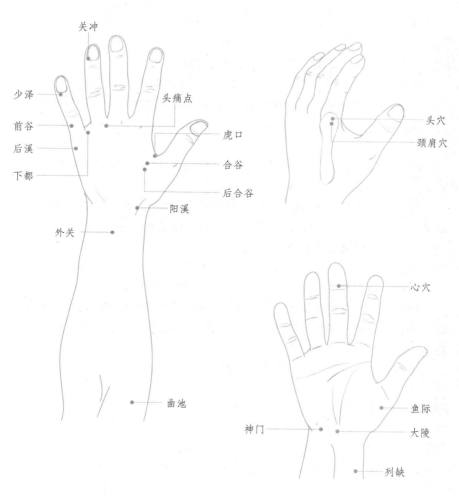

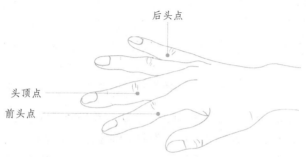

手部穴位分布图

手部药疗法

白砒丸

材料：白砒、藤黄、斑蝥、红娘子各等份。

操作：上述药物共研细末，加水为丸，如梧桐子大小。将一丸放膏药中间，另合一张膏药，用针刺数孔，贴太阳穴、列缺穴上，以胶布固定。每日换药 1 次，5 次为一疗程。

芎芷手浴汤

材料：川芎、白芷各 30 克，薄荷、全蝎各 10 克，蜈蚣 3 条、生石膏 50 克，细辛 5 克。

操作：上述药物加清水 1500 毫升煎沸后，将药汁倒入盆中，趁热熏洗双手，先熏后泡浴。每日 2 ~ 3 次，每次 15 ~ 30 分钟，10 次为一疗程。

本方具有疏风清热、通络化瘀的功效。

头痛丸

材料：白芷 50 克，细辛 10 克，藁本 15 克，冰片 3 克。

操作：上述药物共研细末，备用。用时每取本散 30 ~ 50 克，用葱白汁调和为丸，如梧桐子大，每手劳宫穴各放一丸握之，或加敷合谷穴。每日换药 1 次，10 次为一疗程。

本方具有疏风散寒、通络止痛的功效。

晚上洗头易患头痛

因为白天工作，人们通常在晚归之后疲劳不堪，人体抗御病痛的能力降低。晚上洗头，又没有擦干，使水分滞留于头皮，长期如此易导致气滞血瘀，经络阻闭，郁疾成患。如在冬天，寒湿交加，更为患。刚开始，头皮局部有滞胀麻木感，伴绵绵隐痛，或在洗头后第二天清晨，头痛发麻，且易感冒。因此，如果有晚上洗头的习惯，这就要引起我们的重视了。预防措施首先得改变晚上洗头的习惯，实在要洗，洗后也要擦干，或用吹风机吹干。

眩晕

眩晕发生时，患者出现头昏眼花的症状。此病既可并发于其他疾病之中，亦可单独出现。前者为症，后者为病，临床比较常见。

眩晕多因心脾不足、气血两虚、清空失养所致，或由于肝肾阴虚、肾精亏虚、髓海不足，此多见于虚证；实证多为风阳上扰清窍，或为水饮阻滞、浊阴上犯清空，或为痰浊中阻、清阳不升，或为气滞血瘀、瘀血停留，或为上寒下热扰及清空等因所致。《济生方》云："六淫外感，七情内伤，皆能导致。"

◆ **症状**

眩晕的症状轻者低头闭目即止；重者如坐舟中，旋转不定，以至不能站立；更为严重者常伴有恶心、呕吐、心悸、出冷汗等。

◆ **手部反映**

手掌三大主线均浅，提示血压偏低，易发生眩晕。

智慧线中央有一光滑大岛纹（图1），提示眩晕信号。

智慧线于中指或无名指下有一边沿不规则的大岛纹（图2），提示眩晕。

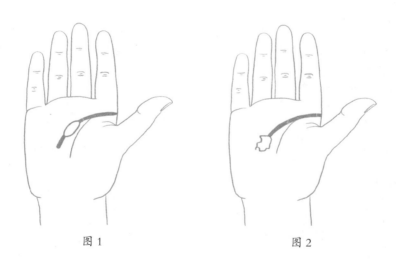

图1　　　　　　　　　　　　图2

◆ **手部治疗**

手部按摩法

取穴：肾点、耳咽区、关冲、合谷等。

操作：治疗部位常规消毒后，按操作常规，按揉左右肾点；掐按头晕目眩点、耳咽区、合谷穴、关冲穴。每日按摩1次，每次15～30分钟。10

次为一疗程。

取穴：内关、阳谷、支正及全息穴的头穴、肝胆穴。

操作：治疗部位常规消毒后，按操作常规，按揉或拿捏内关穴200次，阳谷穴、支正穴各50次；掐按头穴、肝胆穴各500次。每日1次，10次为一疗程。

手部针刺法

取穴：神门、合谷、关冲、阳谷、中冲。

操作：治疗部位常规消毒后，用毫针对准所选穴位刺入。虚证用轻

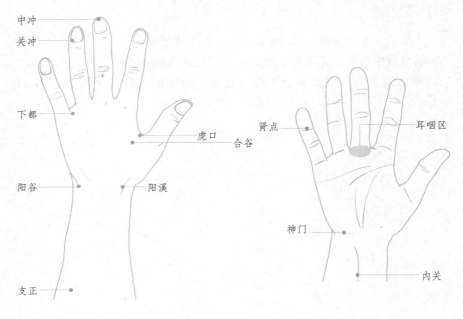

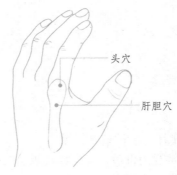

手部穴位分布图

刺激，实证用强刺激。得气后留针 15～30 分钟，每日或隔日 1 次，10 次为一疗程。

取穴：虎口、下都、关冲。

操作：治疗部位常规消毒后，用毫针对准所选穴位刺入。随证虚实以补泻之。留针 30 分钟，每日 1 次，10 次为一疗程。

手部药疗法

棉花根汤

材料：棉花根、黄芪、白术各 30 克。

操作：每日 1 剂。上述药物加清水适量，水煎取汁，将药汁倒入盆中，待温时浸泡双手。每日 2 次，每次 20～30 分钟，10 次为一疗程。适用于气血亏虚型眩晕。本方具有健脾益气的功效。

苍术二白膏

材料：苍术、白术、白茯苓各 30 克，生半夏、天麻各 10 克，米醋适量。

操作：上述药物研细末，用米醋适量调和成软膏状，备用。用时每取本膏适量，外敷于双手心劳宫穴和肚脐处，包扎固定。每日换药 1 次，10 次为一疗程。

眩晕时不妨打哈欠

女性怀孕之时，因强烈的妊娠反应，经常会发生眩晕现象，这其实是大脑缺氧的缘故。如果遇到头晕这一情况，在紧急状况下，不妨用打哈欠的方法救急，而且要尽量多做深呼吸，有利于多吸收氧气。待头晕稍微缓解之后，再赶快找一个安全的地方休息，以免发生意外。

失眠

失眠是指经常性地睡眠减少。轻者入睡困难，或睡而易醒，时睡时醒，或醒后不能再睡，且症状连续三周以上；严重者彻夜难眠。

失眠在临床比较多见，多因思虑忧郁、劳倦过度、心脾血虚，或因肾虚或心肾不交，或因惊恐胆怯，或因胃中不和，或因病后、产后气血虚弱所致。

◆症状

失眠的症状有多梦，晚上当睡不睡，难有睡意，或整晚辗转难眠，而白天又很想睡觉。多伴有神疲体倦、面色不华、头晕脑涨、记忆力减退，或烦躁多汗、口舌干燥，或胸闷、大小便不畅，对周围事物缺乏兴趣、心情焦虑、食欲欠佳等症状。睡前饮浓茶、咖啡、可口可乐等兴奋性饮料，或因大喜大悲、疼痛、瘙痒等影响短时间内不能入睡的不属于"失眠"。

◆手部反映

智慧线过浅，提示记忆力减退，易患神经衰弱。十指前指节纹均为光滑一道（图1），提示失眠、大脑易疲劳，注意力不集中。

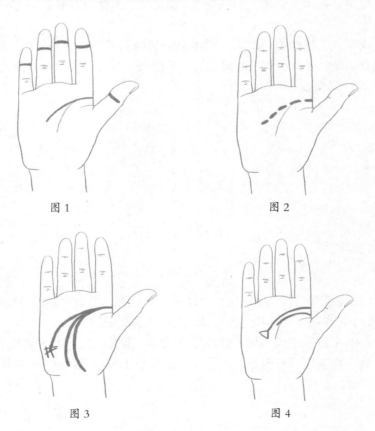

图1   图2

图3   图4

智慧线呈断续状（图 2），提示失眠、头痛、大脑疲劳。

智慧线过度附着生命线下垂而行（图 3），提示易患胃病，而且承受挫折能力差，易患失眠、神经衰弱。智慧线延伸至月丘，线末端并有杂乱干扰线（图 3），提示易患失眠、神经衰弱。

智慧线末端有三角纹（图 4），提示脱发、神经衰弱信号。智慧线从生命线起点下方生出（图 4），提示易患神经衰弱。

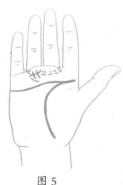

图 5

感情线末端弯走与生命线相交，无名指指根丘有杂乱纹（图 5），均提示神经衰弱。儿童有放纵线，提示多梦。间断多层金星线（图 5），提示神经衰弱信号。

病象链接

舌尖舌边有锯齿印状，提示失眠、多梦。

两眉间有"川"字纹者，提示神经衰弱。

◆ 手部治疗

手部按摩法

取穴：神门、合谷、内关及全息穴的头穴、肺心穴、肾穴。

操作：治疗部位常规消毒后，按操作常规，按揉神门穴、内关穴、合谷穴、头穴、肺心穴、肾穴各 200 次。每日按摩 1 次，10 次为一疗程。

坚持较长时间的按摩，能取得比较满意的效果。

取穴：①中冲、内关、手三里；②头区、肾区、肝区、甲状腺区。

操作：治疗部位常规消毒后，按操作常规，失眠时，按照方①在被子里好好压揉上述三穴，就能入睡；每天就寝之前，按照方②按摩左右的头区、甲状腺区各两分钟，右手的肝区三分钟，一定要坚持一周之久，效果甚佳。方①适用于急性失眠，方②适用于慢性失眠。

手部针刺法

取穴：神门、合谷、关冲。

操作：治疗部位常规消毒后，用毫针对准所选穴位刺入，用中刺激，得气后留针 15～30 分钟。每日或隔日 1 次，10 次为一疗程。

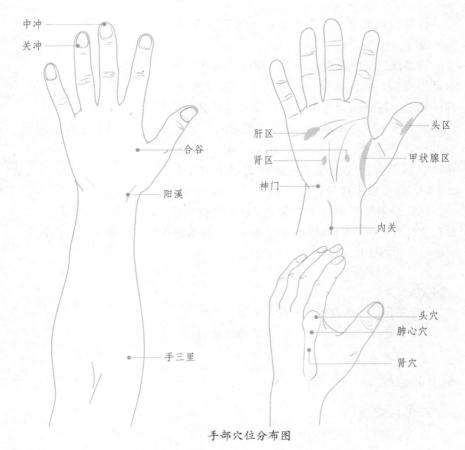

手部穴位分布图

取穴：中冲、神门、内关、手三里。

操作：治疗部位常规消毒后，用毫针对准所选穴位刺入，用中刺激，得气后留针20分钟，或用钢丝发夹头点刺（压）以上各穴各30～50次。每日1次，10次为一疗程。

此法效果甚佳。又嗜睡一证，可针刺二间穴、三间穴和间鱼穴，每日1次。

酸枣汁可安神

现在上班族长期从事高强度脑力劳动，加之几乎没有时间进行基本的运动锻炼，因此很容易患上失眠症。一些食疗方对改善睡眠很有帮助，比如酸枣汁。不妨试试每天临睡前喝一杯酸枣汁，酸枣本身就是一味中药，具有养血、安神的作用。此外，还可以多吃一些苦瓜、百合、莲子等滋阴降火、安神的食物，效果都很不错。

糖尿病

糖尿病是一种常见的内分泌新陈代谢病，在中医上属于"消渴病"，根治较难。近年来，糖尿病患者人数呈上升趋势。该病已经成为严重影响和危害人类生存健康的疾病之一。

中医认为，糖尿病多因饮食不节、情志失调、纵欲过度或过食甜腻食物，从而形成火热炽盛、消耗肺胃阴津，或阴虚火旺、上蒸肺胃，遂致肾虚与肺燥，胃热之病邪互累而发为消渴病。其病因的新学说则认为是患者的自身免疫机制太强，侵犯了胰岛细胞，造成胰岛素分泌减少。

◆症状

此病在早期并无明显症状，病情扩展后最大的临床特点是出现"三多一少"，即多尿、多饮、多食、体重降低等症。糖尿病患者常并发化脓性感染、肺结核、心血管病变、肾脏病、神经系统病变、眼病。严重时可发生酮症酸中毒、昏迷以致危及生命。如有一定征兆，必须及时到医院做空腹血糖检查以确诊，早日进行治疗。

◆手部反映

若生命线弩张（图1），掌面十指端指腹发红，手掌呈现2~3条放纵线（图2），则提示糖尿病。

若左手中指甲根部位有白色圆点（图3），提示要预防糖尿病。

若十指甲均呈凹勺状（图4），提示患糖尿病已久。

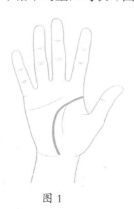

图1

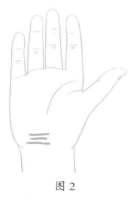

图2

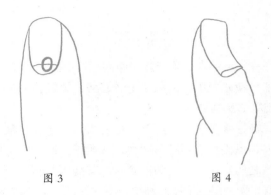

图 3   图 4

　　若双小腿胫骨前有褐色斑块，双小腿患牛皮癣，皮损呈队列状排列，提示糖尿病已久。

　　若突然发现自己视力高度衰退，屈光不正，对远或近的物体看不清晰，提示有患糖尿病的危险。

　　若双眼白眼球常常有小红点出现，则提示糖尿病信号。

　　若耳垂肉薄并呈咖啡色，提示肾疾或糖尿病信号。

　　牙齿松动，并且常常发炎，手足麻木，嗜睡，提示糖尿病信号。

　　双目黑睛周边呈念珠状刻纹，提示糖尿病信号。

　　若皮肤上长期生疮难愈，脂溢性皮炎难愈，则提示糖尿病信号。

　　老年人久治不愈的顽固性皮肤病（多是荨麻疹），提示糖尿病或癌症信号。

　　不明原因的多发性周围神经炎，提示前列腺疾患或糖尿病信号。

　　一般情况下，糖尿病恶化时，患者口中会散发出一种腐烂苹果的气味。

◆ 手部治疗

手部按摩法

　　取穴：曲泽、间使、内关、合谷、曲池、中泉及全息穴的胃脾穴、肺心穴、肾穴等。

　　操作：治疗部位常规消毒后，按操作常规，按推或点揉胃脾穴、肾穴各 100～300 次，其余各穴如有时间可每穴按揉 30～50 次。每日按摩 1 次，持续 3 个月为一疗程。

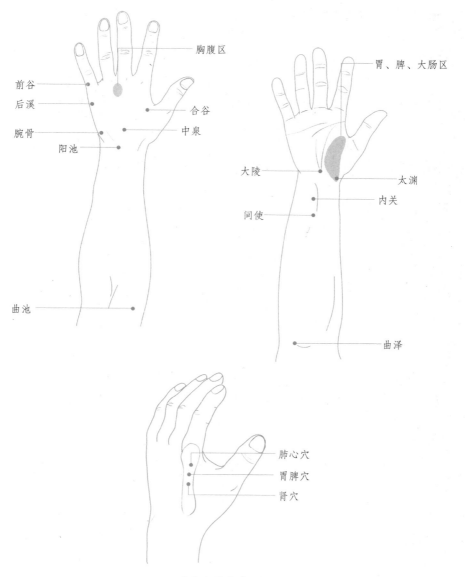

手部穴位分布图

取穴：胃、脾、大肠区、胸腹区。

操作：治疗部位常规消毒后，按操作常规，推按胃脾大肠区（位于大鱼际）、内分泌点（位于大鱼际）、胸腹区。每星期两次，每次30分钟。

治疗糖尿病，应该以药物治疗为主，以手部按摩为辅，合理饮食，配合治疗，才能获得较好的疗效。

手部针刺法

取穴：太渊、大陵、阳池、腕骨、后溪、前谷。

操作：治疗部位常规消毒后，用毫针对准所选穴位刺入，用中刺激平补平泻法，得气后留针30分钟。每日或隔日1次，1个月为一疗程。

取穴：曲池、曲泽、阳池、内关、合谷、中泉。

操作：治疗部位常规消毒后，用毫针对准所选穴位刺入，用中刺激平补平泻法，得气后留针15～30分钟。每日或隔日1次，1个月为一疗程。

糖尿病患者宜吃的水果

尽管水果中都含有糖，但水果中含有的大量维生素、纤维素和矿物质，对糖尿病患者都是有益的。所以，糖尿病患者并非要对水果敬而远之。每100克含糖量在10克以下的水果，糖尿病患者都可以食用。此外，不少蔬菜也可作为水果食用，如西红柿、黄瓜等。

第十四章
泌尿生殖系统病症

肾炎

肾炎全称为肾小球肾炎。它是一种肾脏疾病，通常发病不分季节。一般情况下，慢性肾炎较难治疗，多见于老年体弱之人。而急性肾炎容易治疗，多见于儿童及青少年。

肾脏受损，体内的废物和有害物质就不能通过尿路排出，血液不能得到净化。毒素随着血液在体内到处游走，从而影响全身组织器官的正常功能。

◆ 症状

起病较急，水肿始自眼睑，次及头面及全身，多半寒热、咳嗽，或腰背疼痛、尿检有红、白细胞及蛋白，或血压增高，或咽喉肿痛，多属急性肾炎；若多见全身水肿、腹水膨满、肢冷畏寒，重在脾虚；水肿重在下部、腰酸腿软，动则气喘，重在肾虚，或周身水肿、腹水明显、胸腹胀满，重在三焦壅滞等，多为慢性肾炎。

◆ 手部反映

生命线下端线上有小方形纹（图1），提示有肾囊肿倾向。
感情线直贯全掌（图2），提示尿频、肾炎信号。

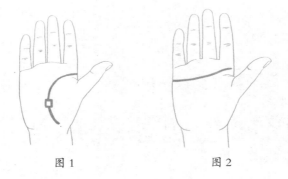

图1   图2

病象链接

一侧脚腕突然间肿大，提示该侧肾有病患出现。

耳轮上部边沿短时间形成一"凹"缺口，提示肾脏疾患。

脸部和双脚若同时出现浮肿，提示肾有病。若双脚肿胀逐渐延伸到双膝，提示可能患有心脏病。

早晨起床双眼上皮浮肿，提示肾水泛上。

◆ 手部治疗

手部按摩法

取穴：合谷、神门、内关及全息穴的肾穴、下腹穴。

操作：治疗部位常规消毒后，按操作常规，掐按肾穴、下腹穴各300次。按揉合谷、神门、内关三穴各30～50次。每日或隔日1次，10次为一疗程。适用于慢性肾炎。

取穴：肾点、肾经、心穴、中冲、少冲、少泽。

操作：治疗部位常规消毒后，按操作常规，按揉肾点；推肾经；掐揉心穴、中冲穴、少冲穴、少泽穴。每日或隔日1次，10次为一疗程。慢性肾炎，浮肿，凡由肾脏病、心脏病、肝脏病引起的水肿、足肿，疲倦者均可用之。

取穴：生殖区、肾点，肾经、肾上腺点、肝点、心悸点、关冲、阳池。

操作：治疗部位常规消毒后，按操作常规，推按生殖区、肾经；按揉肾点、肾上腺点、肝点、心悸点、阳池穴；掐按关冲穴。每日1次，每次15～30分钟，10次为一疗程。

手部针刺法

取穴：合谷、外关。

操作：治疗部位常规消毒后，用毫针对准所选穴位刺入，用强刺激，提插捻转用泻法，留针20分钟。每日1次，10次为一疗程。适用于肾炎水肿。

取穴：三焦点、脾点。

操作：治疗部位常规消毒后，用毫针浅刺，用中刺激，留针20分钟。每日1次，10次为一疗程。

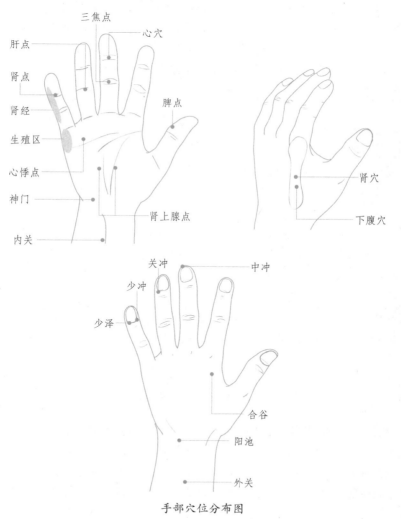

手部穴位分布图

手部药疗法

十二浴手方

材料：麻黄、羌活、苍术、柴胡、苏梗、荆芥、防风、大力子、忍冬藤、柳枝、葱白、鲜沙草各15克。

操作：每日1剂。上述药物加清水适量，水煎取汁，将药汁倒入盆中，待温时浸泡双手及双足。每日2次，每次20～30分钟，10日为一疗程。适用于下肢水肿、风邪袭表者。

利水消肿膏

材料：蓖麻子仁40克，石蒜10枚，商陆6克，田螺5枚。

操作：先将蓖麻子去壳，与石蒜共捣烂如泥，商陆研细末，田螺5枚捣烂，再将4味混合共捣烂如泥呈软膏状，备用。用时每取本膏30克，外敷于双手（劳宫）、足心（涌泉）上，包扎固定。每日换药1次，7次为一疗程，连用1～2个疗程。急性肾炎、慢性肾炎皆可使用。

中年人无须补肾

目前，市场上的补肾药可谓泛滥。大小柜台上，补肾药琳琅满目。众所周知，肾影响着人体的生殖、泌尿、神经、骨骼等各个组织器官，是调节人体功能、为生命提供精力的关键。现在的补肾热潮则是与中年男性的性生活紧密联系的。

专家认为，肾虚只是营养不良或身心疲惫造成的肾功能低下，依靠现在这些所谓的肾药根本解决不了问题，而且性功能问题更不能只理解为肾虚问题。因此，要慎用肾药，何况很多不法分子利用人们的错误认识，在补肾药中加入类似万艾可等危害身体健康的药物成分。

事实上，中年人只要保证充足的睡眠、适度的运动和有节制的性生活，肾功能一般不会有任何障碍，除非发生器质性病变。

前列腺炎

前列腺炎是前列腺组织的非特异性感染所引起的多炎性疾病，在中医上属于"白浊"的范畴。前列腺炎是成年男性（多见于20～40岁）的常见病，占泌尿科门诊疾病的25%～30%。它是由细菌或其他微生物（非淋菌性支原体等）感染直接引起的慢性炎症。前列腺炎分为感染性（常常由于尿道炎、精囊炎、附睾炎引起，也可由其他部位的感染灶经血行至前列腺引起）和非感染性（常常由于饮酒、性交过度、长期骑车、手淫等引起前列腺的充血）两种。

前列腺炎不一定与性病有关，但近年来有很多的性病患者患有淋菌性前列腺炎、支原体性前列腺炎、衣原体性前列腺炎，因此前列腺炎也可能是性病患者的一个症状。此外，由于目前口服或肌注抗生素的广泛应用，通常比较少见的急性细菌性前列腺炎若不得到及时有效的治疗，也可转化为慢性前列腺炎，常伴有精囊炎或急性附睾炎。

因前列腺特殊的位置，化学药物治疗有很多不便或困难，中医治疗效果较好一些。因此，此病患者不能在病痛和性功能障碍的压力下悲观失望，应该积极配合治疗。

◆ 症状

前列腺炎的症状有尿急、尿频、尿痛、尿浊、排尿不畅等。急性前列腺炎多伴有恶寒发热、头痛、乏力、腰骶部会阴区及大腿内侧有不适感；慢性前列腺炎会伴有腰部酸痛、小腹及会阴区有坠胀不适感，以及性欲减退、遗精等症状。尿检时有大量脓细胞。

◆ 手部反映

男性生命线下端慢慢形成大岛纹（图 1），提示腰痛、前列腺炎信号。
男性性线延长到小指和无名指指缝下（图 2），提示前列腺炎增生信

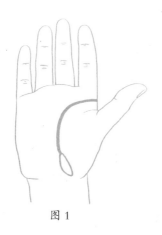

图 1

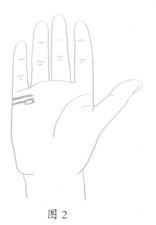

图 2

号。性线末端有方形纹、岛纹（图2），提示肾疾、慢性前列腺炎、前列腺炎增生倾向。

◆ 手部治疗

手部按摩法

取穴：生殖区、肾经、劳宫、阳池、神门。

操作：治疗部位常规消毒后，按操作常规，推生殖区、肾经，按劳宫、神门、阳池三穴。每日按摩1次，每次20～30分钟，10次为一疗程。

取穴：生殖区，肾区、膀胱区、肾经、下腹穴等。

操作：治疗部位常规消毒后，按操作常规，推手掌正中线；按揉生殖区、肾区、膀胱区；推肾经；按揉下腹穴。每日按摩1次，每次15～30

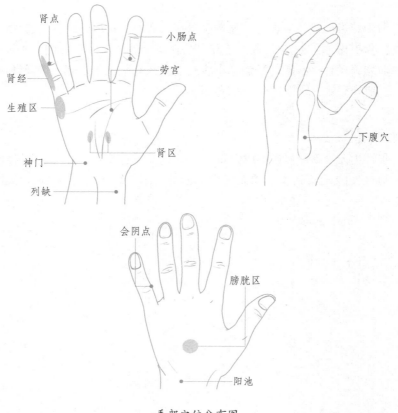

肾点
小肠点
肾经
劳宫
生殖区
肾区
神门
列缺
下腹穴
会阴点
膀胱区
阳池

手部穴位分布图

分钟，10 分钟为一疗程。

取穴：肾点、小肠点、会阴点。

操作：治疗部位常规消毒后，用毫针对准所选穴位刺入，用强刺激泻法，留针 15 分钟。每日 1 次，10 次为一疗程。急、慢性前列腺炎皆可使用。

手部药疗法

二草苦参汤

材料：苦参、龙胆草、豨莶草、山栀子、黄檗、土茯苓、车前子各 10 克，生地黄、土鳖虫各 5 克。

操作：每日 1 剂。上述药物加清水适量，水煎取汁 2000 毫升，倒入盆内，待温度适可时一边坐浴一边浸泡双手。每日 2 次，每次 30 分钟。10 次为一疗程。本方具有清热解毒、凉血散瘀、利湿通淋的功效。

麝香止痛膏

材料：麝香 1 克（后入），香附 9 克，乌药、延胡索、小茴香、车前子各 6 克，白胡椒 7 粒，米醋适量。

操作：前七味药共研细末，用适量米醋调为稀糊状，备用。用时每取药膏 15 克，外敷于双手心劳宫穴上，或加敷肚脐，包扎固定。隔日换药 1 次，10 次为一疗程。适用于慢性前列腺炎。本方具有活血通络、理气止痛的功效。

骑车谨防前列腺炎

长期骑车的人很可能由于姿势、车人高低不协调、时间过长等，过度刺激会阴部，造成前列腺充血、肿胀和损伤，引发前列腺炎。

为了防止由骑自行车引起的前列腺炎，最好是调整好车座的位置，高矮适中，车座最好选用软垫，车座的前部应略低于后部。此外，经常骑车的人最好戒烟和戒酒，以免加重前列腺的负担。长途骑车后，可进行热水坐浴（水温 40℃ 左右），以促进局部血液循环。如前列腺有早期轻度炎症表现，应暂停骑车，如症状较明显，应去医院及早进行治疗。

阳痿

阳痿是指成年男子阴茎不能勃起或勃起不坚，以致不能完成性交的一种病症。属于现代医学的性功能障碍或性神经衰弱，是临床男性常见病症。一般情况下，阳痿在临床上可分为两种，即原发性（指以前从未有过正常性交的）和继发性（曾经有过正常的性生活，但后来因为一些原因而不能进行正常性交的情况）。

尽管引起阳痿的原因比较复杂，但根据临床记录，在检测设备逐渐先进和完善的情况下，人们发现，实际上器质性病变引发的阳痿也占有相当大的比例，多数年轻的患者并有心理上的障碍，而原来大多认为心理因素占主要地位。

阴茎的勃起主要依赖于阴茎血流的灌注和静脉的充血来维持，各种原因导致阴茎血流灌注不充分；阴茎静脉不能保持血液的充盈而过早的回流都可引起阳痿的发生。值得注意的是，阳痿与早泄不同，早泄是指准备性交时，阴茎可以勃起，但因过早射精致使阴茎萎软不能正常性交。

◆症状

阳痿的症状是阴茎在性生活中不能勃起，或进入阴道后松弛。常常伴有头晕、目眩、心悸、耳鸣、夜寐不安、纳谷不香、腰腿酸软、面色不华、气乏短力等症。

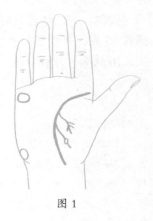

图 1

◆手部反映

从生命线上靠拇指内侧，生出弯曲的支线，支线两侧又生小支线，或支线上有小岛纹提示阳痿信号；手掌掌根外缘有凹坑，提示阳痿信号（图 1）。

◆手部治疗

手部按摩法

取穴：生命线、肾经、神门、肝点、劳宫、关冲、少冲、虎边。

操作：治疗部位消毒后，按操作常规，推揉生命线、肾经；按揉肝点、神门、劳宫等穴；掐揉虎边、关冲、少冲等穴。每日按摩 1 次，每次

15～30 分钟，10 次为一疗程。主治性功能减退、早泄、阳痿。

取穴：肾区、生殖区、生殖腺区、双手小指、肾点、命门。

操作：治疗部位常规消毒后，按操作常规、擦热手掌，持续按揉肾区、生殖区、生殖腺区、肾点、命门点，捻摇双手小指。每日按摩 1 次，每次 15～30 分钟，10 次为一疗程。

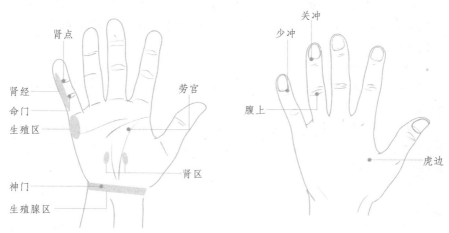

手部穴位分布图

手部针刺法

取穴：神门。

操作：治疗部位常规消毒后，用毫针对准所选穴位斜刺入，用中刺激平补平泻法。每日或隔日 1 次，10 次为一疗程。

取穴：肾点。

操作：治疗部位常规消毒后，用毫针对准肾点直刺入 0.5 寸，留针 5 分钟。每日或隔日 1 次，10 次为一疗程。

取穴：命门、腹上。

操作：治疗部位常规消毒后，用毫针对准所选穴位刺入，用补法或平补平泻法。每日或隔日 1 次，10 次为一疗程。

手部药疗法

三子二仙汤

材料：仙茅、仙灵脾、锁阳、桂枝各 10 克，桑寄生、枸杞子各 5 克，杜仲 20 克，韭菜子、蛇床子各 5 克。

操作：每日 1 剂。上述药物加清水适量，水煎取汁，倒入盆内，待温时浸泡两侧手足。每日 2 次，每次 30 分钟，10 次为一疗程。本方具有温阳补肾的功效，长期服用，效果甚佳。

阳痿膏

材料：硫黄、炮干姜、小茴香、蜈蚣各 15 克，米醋适量。

操作：前四味药共研细末，用适量米醋调和成稀糊状，备用。用时每取本膏 25 克，外敷于双手心劳宫穴和肚脐上，外以纱布包扎固定。每日换药 1 次。

补肾填精浴方

材料：桑寄生、枸杞子、锁阳、桂枝、淫羊藿、菟丝子各 30 克，杜仲50 克。

操作：每日 1 剂，将上述诸药入锅，加适量清水煎熬成汤。熏洗双手，每次 30 分钟，每日早晚各 1 次。可治疗阳痿、腰膝酸软、下肢无力、神疲自汗等。本方具有温补肾阳、填充精血之作用。

吸烟易导致阳痿

吸烟是导致阳痿的最主要原因，澳大利亚和加拿大已在香烟盒上直截了当地印上了这条信息。阳痿也可能是心脏病或其他疾病的前兆，所以它对男性的身心健康影响甚大。因此，为了家庭的幸福，广大烟民应尽量少吸烟，最好是戒烟。

男女不孕不育症

男女不孕不育症是指育龄男女婚后三年以上并未采用避孕措施仍不怀孕的情况。它分为原发性不孕（婚后从未受孕）和继发性不孕（曾有妊娠史但之后三年以上不受孕）两种。

女性方面的原因主要包括排卵功能障碍，主要有月经周期中无排卵，或有排卵，但排卵后黄体功能不健全；生殖器官先天缺陷或后天生殖器官病变，从外阴至输卵管的生殖通道不畅通，妨碍精子与卵子相遇，导致不孕；女性生殖道或血清中存在抗精子抗体，导致精子互相凝集，成活率低。此外，性生活失调、性知识缺乏、全身系统性疾病等也可引起女性不孕，这种情况占不孕症病因的 1/3 左右。

男性方面的原因主要包括性功能障碍，包括阳痿、早泄、遗精、不射精等；精液质量异常，包括少精症、无精症、死精症、弱精症、多精症、精量过少等，少精症占男性不育原因的 15.4%；精索静脉曲张引起的男性不育，占 12%；男子血清或精浆中存在抗精子抗体，产生自身抗精子免疫反应，导致免疫性不育；生殖道感染、先天性异常、全身性疾病及不明原因引起的不育。

婚后男女如果出现不孕不育的症状，应让男性先做检查，如果排除男方原因，再让女性检查也不晚。因为男性检查费用及复杂程度都比女性少很多。

◆ **手部反映**

若生命线起点低，接近拇指指根，包围金星丘小（图1），提示血压偏低，易患生育障碍。男女同样。

若感情线起端光滑，两侧无根须样生殖线，手掌只有一条孤单性线延长至小指和无名指指缝下（图2），均提示不孕不育。无论男女，均有意义。

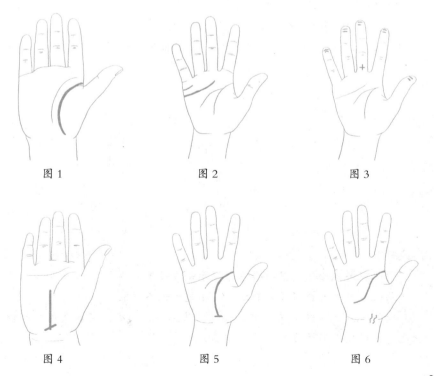

图1   图2   图3

图4   图5   图6

若十指的指纹弓形纹多（图3），提示女性不孕症，易患乳房疾病。无名指和小指近掌面第三指节短者，中指近掌面指节有明显的十字纹（图3），提示男女不孕不育或生殖方面有障碍。

若拇指外侧呈平直状态，小指较短，弯曲；无性线，或性线较浅看不清，均提示不孕不育。

若玉柱线起位有明显干扰线斜穿（图4），则提示不孕不育。

若生命线末端有一条明显的障碍线挡住（图5），提示生殖功能差，女性排卵有障碍。

若女性生命线末端漂流到月丘处，并且末端变成笔锋样（图6），提示易患不孕症。

若手掌手腕处链状横纹残缺，或有星状纹，或手腕线处有静脉管浮现（图6），均提示女性不孕症。

若拇指指甲既宽又短（图7），提示男性少精死精症，女性则为子宫发育不良。

若食指指甲比其他指甲光亮，并且甲身偏歪向大拇指侧（图8），多提示女性输卵管不通障碍。

若男性十指指甲均呈宽大型，提示不育症。

若女性小指指甲甲根小，皮带紧缩，而甲前端宽大（图9），提示不孕症。

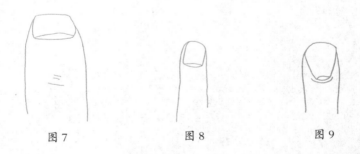

图7   图8   图9

病象链接

男性双耳焦干巴，呈咖啡色，提示先天性不育症。

男性睾丸先天性自然褶皱纹，提示先天性不育症。

女性乳房大小明显不一样；女性乳头上翘，太小，且乳头周围有较粗毛发，均提示不孕症。

◆ 手部治疗

手部按摩法

取穴：肾区、生殖区、生殖腺区、腕关节、大鱼际区、小鱼际区、小指区。

操作：治疗部位常规消毒后，按操作常规，擦热双手掌，点按肾区、生殖区、生殖腺区；擦腕关节；推揉大鱼际区、小鱼际区；掐捻小手指。每日按摩 1 次，每次 20～30 分钟，15 次为一疗程。治疗女性不孕症。

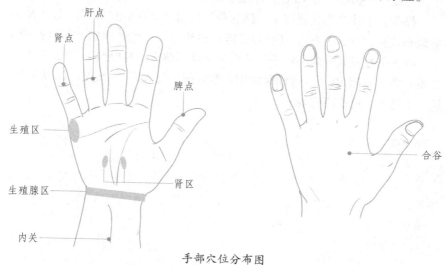

手部穴位分布图

手部针刺法

取穴：合谷、内关。

操作：治疗部位常规消毒后，用毫针对准所选穴位刺入 0.5～1.0 寸，用中刺激平补平泻法，留针 30 分钟，每日 1 次，10 次为 1 个疗程。用治女性不孕症。

取穴：脾点、肾点、肝点。

操作：治疗部位常规消毒后，用毫针对准所选穴位刺入 0.4 寸，用中刺激平补平泻法，留针 10 分钟。每日 1 次，10 次为 1 个疗程。用治女性不孕症。

手部药疗法

材料：忍冬藤、马鞭草、益母草各 30 克，皂角刺、莪术、郁金、延胡索各 15 克。

操作：每日 2 剂。1 剂水煎服，日服 2 次；另 1 剂为外用，加清水适量，水煎取汁，将药汁倒入盆内，趁热先熏后洗双手。每日 2～3 次，每次为 30 分钟。主治女性因病而致的不孕症（凡气滞血瘀型的子宫内膜异位症、盆腔炎、输卵管积水、输卵管通而欠畅、盆腔黏连等引起的不孕症）。

益肾促孕膏

材料：仙灵脾、菟丝子各 20 克，桑寄生、山药、续断、白芍、覆盆子、芫蔚子、枸杞子各 15 克，米醋适量。

操作：上述药物共研细末，储瓶备用。用时每取本散 30 克，以米醋适量调和成稀糊状，外敷于双手心劳宫穴和肚脐上，包扎固定。每日换药 1次，以 3 个月经周期为一疗程。适用于女性不孕症（肾虚型）。于经后 5 天开始贴敷，连用 10 天。若同时加用本散内服，每次服 3～5 克，日服 3 次，温开水送服，可提高疗效。

"助孕药"须慎用

克罗米芬又叫氯芪酚胺、舒经酚等，医学上称为"促排卵药"。促排卵药是一把"双刃剑"。这种药物常用于治疗排卵异常、卵巢功能不良、多囊卵巢综合征等引起的不孕症。但是，选用促排卵药增加生双胞胎的可能属人为干预，其中也存在太多的风险。首先是服用促排卵药会造成诸多并发症，常见的有月经不规律、恶心、乳房胀痛、双侧卵巢增大、水肿等，医学上称为"卵巢过度刺激综合征"，严重者可引起心肺功能障碍、肝肾功能衰竭甚至卵巢癌。而且，促排卵药"造就"的多胞胎婴儿容易因早产、流产而夭折，胎儿畸形的概率也大为增加。

长期以来，一些江湖医生把这种药当成"助孕药"，甚至还给该药取了好听的名字——"多仔药"拿来骗人，说它既能治不孕症，还能让妇女如愿以偿地怀上双胞胎或多胞胎。其实，它不但伤害女性身体健康，对下一代的出生及成长也大为不利。因此，"助孕药"应慎用。

尿路感染

尿路感染是一种由病原菌侵犯泌尿系统而引起的炎症性病变。女性多见，临床上一般分为上尿路感染和下尿路感染。

人体尿道有一定的自净功能，这种功能可以抵抗细菌的入侵。但体质、机体免疫能力低下时，入侵细菌不能得到及时清洁，从而导致细菌在尿路增殖，引发尿路感染。

◆ 症状

尿路感染的症状为尿频、尿急、尿痛，偶尔伴有血尿、腰痛；急性尿路感染多伴有恶寒发热；慢性尿路感染多见低热。急性期以湿热蕴毒为主；慢性期多兼肾阴亏虚或脾肾气虚。

◆ 手部反映

若青年人双手有众多倒"Y"字异形线纹（图1），提示房事过度，应预防尿路感染。

若性线呈弯曲状（图2），提示泌尿系统有反复感染史。

若性线前端分叉（图3），又被竖干扰线干扰，提示泌尿系统有反复感染史。

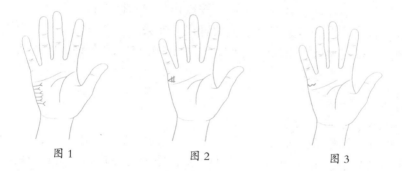

图1　　　　　　　　图2　　　　　　　　图3

若性线紊乱，提示泌尿系统有感染。双手指纹弓形纹多者，易患泌尿系统疾病。

◆ 手部治疗

手部按摩法

取穴：生殖区、肾点、肾经、肾点、外关、合谷。

操作：治疗部位常规消毒后，按操作常规，推按生殖区、肾经、夜尿

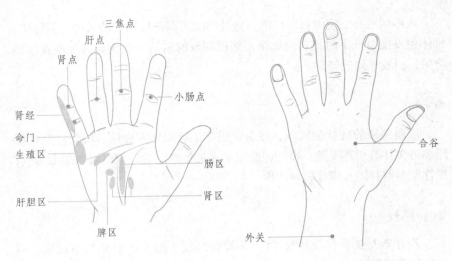

三焦点
肝点
肾点
小肠点
肾经
命门
生殖区
肠区
肾区
肝胆区
脾区
合谷
外关

手部穴位分布图

点；按揉外关；掐揉合谷穴、肾点。每日按摩 1 次，每次 20 分钟，10 次为一疗程。用于泌尿系感染。

取穴：生殖区、脾区、肾区、肝胆区、肠区、肾经、肾点、外关、合谷。

操作：治疗部位常规消毒后，按操作常规，推生殖区、肾经；按揉脾区、肾区、肝胆区、肠区；掐按肾点、外关穴、合谷穴。手法力度由轻到重，逐渐加力，用泻法。每日 1 次，每次 15～30 分钟，10 次为一疗程。用于泌尿系感染。

手部针刺法

取穴：肾点、三焦点、小肠点。

操作：治疗部位常规消毒后，用毫针对准所选穴位刺入，用强刺激泻法，得气后留针 15～30 分钟。每日 1 次，10 次为一疗程。用时配用车前草 30 克，煎水代茶饮。

取穴：脾点、肝点、小肠点。

操作：治疗部位常规消毒后，用毫针对准所选穴位刺入，用中强度刺激，泻法，得气后留针 30 分钟，间断捻转。每日或隔日 1 次，10 次为一疗程。

手部药疗法

清淋饮

材料：蒲公英、一枝黄花、半枝莲、车前草、鲜蓓草、鲜茅根各 30 克；

伤阴加玄参 12 克，生地 30 克；久病腰酸加川续断、生杜仲各 12 克。

操作：每日 1 剂。上述药物加清水适量，水煎取汁，头煎取汁 300 毫升，日分 2 次服。二、三煎各取汁 1000～1800 毫升，倒入盆内，趁热先熏洗双手。每日 2 次，每次 20～30 分钟，10 次为 1 个疗程。适用于急、慢性尿路感染。

本方原为内治之方，现加浴手一途，内外并治，效果甚佳。

通淋膏

材料：苦参、石韦、土茯苓、蒲公英各 30 克，金钱草 50 克，生蒲黄 20 克，白茅根 15～30 克，米醋适量。

操作：上述药物共研细末，储瓶备用。用时每取本散 30 克，用时加米醋适量调和至稀糊状，外敷于双手心劳宫穴和神阙穴上。每日换药 1 次，10 次为一疗程。功效同上。

尿路感染应禁止性生活

许多资料表明，女性尤其是已婚妇女尿路感染发病率极高，这与夫妻间的性生活息息相关。性交可引起尿道口损伤，甚至可将前尿道和尿道口周围的细菌挤进后尿道和膀胱，诱发尿路感染。因此，已婚男女无论是无症状性菌尿症，还是尿路感染的恢复期，均应禁止性生活。只有这样，才能避免感染反复发作，保证夫妻双方的身体健康。

第十五章
运动系统病症

颈椎病

颈椎病又称颈椎综合征，常见于 40 岁以上的中年人，以伏案工作者多见。它是由于人体颈椎间盘逐渐地发生退行性变化，颈椎骨质增生或颈椎正常生理曲线改变后刺激或压迫颈神经根、颈部脊髓、椎动脉、颈部交感神经而引起的一种综合症状。此病好发于颈椎第 5、6 节，其次是第 6、7 节与第 4、5 节之间的椎间盘。

此病在中医学上属于"痹证"范畴。根据颈椎病的病发原因，一般可分为神经根型、脊髓型、椎动脉型、交感神经型及混合型等 5 种类型。临床上，神经根型颈椎病最为多见。

◆ 症状

本病主要的临床症状有头、颈、臂、手及前胸等部位的疼痛，颈部活动受限，肩背上肢有重感、麻木感，严重者肩痛难忍，并可有进行性肢体感觉及运动障碍，重者可致肢体软弱无力，甚至大小便失禁、瘫痪，累及椎动脉及交感神经则可出现头晕、心慌、心跳等相应的临床表现。

◆ 手部反映

手掌智慧线近末端处生出一条走向坤位方向的孤行支线（图 1），则提示颈椎病。

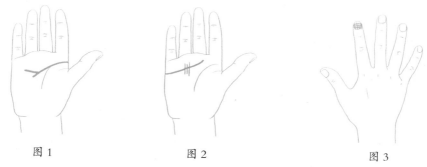

图 1   图 2   图 3

若无名指下感情线上有几条长的太阳线（图2），则提示有颈椎病。

用圆木或钢笔在患者双手掌中指根位分别向手腕中部用力均匀轻刮，中指下手背处有不平感，提示颈椎有增生。哪个部位有不平感，提示其对应的哪个颈椎部位有增生。

若患者自然站立，双手自然向前平举，五指并拢，若双手颤动，则提示颈椎病较重。

若食指甲面有凸起明显的纵横交错的格子纹（图3），则提示颈椎增生较重。

病象链接

耳朵的颈椎对应处有小米样大小的小硬结，提示颈椎有增生。

◆ **手部治疗**

手部按摩法

取穴：列缺、后溪、内关、外关、合谷、三阳络、外劳宫及全息穴的颈肩穴、头穴、上肢穴。

操作：治疗部位常规消毒后，按操作常规，按揉或拿捏列缺、后溪、合谷三穴各100次；按揉或掐按全息穴各100～300次。若有时间，可按加内关、外关、三阳络、外劳宫四穴各50～100次。每日或隔日按摩1次，10次为一疗程。

本方对神经根型颈椎病治疗效果甚佳，但对脊髓颈椎病型效果欠佳。

取穴：大脑区、颈咽区、颈项点、落枕点、颈肩穴、上肢穴、肾区、膀胱区、内关、外关、列缺、合谷、三阳络等。

操作：治疗部位常规消毒后，按操作常规，推揉肾区、膀胱区；捻压

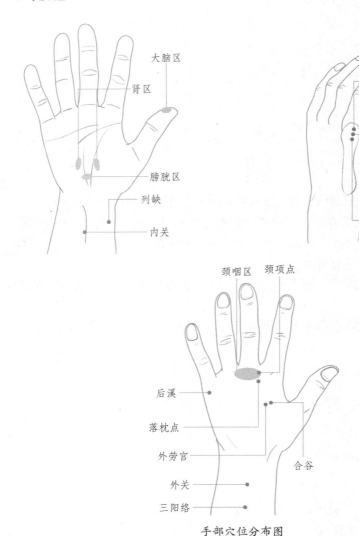

手部穴位分布图

大脑区、颈项点；掐揉颈项点；按揉落枕点、颈肩穴、上肢穴、内关穴、列缺穴、外关穴、三阳络穴。每日按摩 1 次，每次 30 分钟，10 次为一疗程。适用于颈椎骨质增生。

手部针刺法

取穴：列缺、后溪、内关、外关、合谷。

操作：治疗部位常规消毒后，用毫针对准所选穴位刺入，用强刺激，得气后留针 30 分钟。每日 1 次，10 次为一疗程。可与手部按摩结合应用，即先按摩，后针刺。

取穴：颈项点、落枕点、颈肩穴、颈椎。

操作：治疗部位常规消毒后，用毫针对准所选穴位刺入，用中强度刺激，得气后留针 20 分钟。每日或隔日 1 次，10 次为一疗程。

手部药疗法

颈椎汤

材料：葛根 30 克，羌活、三棱、桂枝、当归、细辛、豨莶草、藁本、白芷各 5 克，川红花 10 克，广地龙 6 克。

操作：每日 1 剂。上述药物加清水适量，水煎取汁，将药汁倒入盆内，趁热熏洗双手和患处（颈椎），待温时浸泡双手。每日 2～3 次，每次 30 分钟，15 天为一疗程。

本方具有祛风除湿、活血通络的功效。

颈椎膏

材料：马钱子、川乌、草乌、川芎各 15 克，白花蛇 2 条，中华跌打丸 5 粒（中成药），冰片 3 克，米醋适量。

操作：上述药物共研细末，用米醋适量调为稀糊状。用时每取本膏 30 克，外敷于双手心（劳宫穴）和阿是穴（患部）。每日换药 1 次，15 次为一疗程。

本方一般 2～3 个疗程即可有效或痊愈。但有毒，切忌勿入口、目。

玩电脑最易患上颈椎病

长期接触电脑的人，因为其颈部肌肉长期处于非协调受力状态，颈后部肌肉和韧带容易造成牵拉劳损，从而易患颈椎病。尤其是现在的青少年，长时间沉迷于电脑游戏或上网聊天，颈部长时间保持强直状态得不到休息，使血液循环不畅，因此最易患此病。所以，在此提醒经常使用电脑的人，应每隔 1～2 小时就有目的地活动一下头颈部。

腰椎间盘突出症

腰椎间盘突出症是指因腰椎间盘退行性变、破裂，髓核突出纤维环压迫神经而出现的一种慢性疾病。临床常见，且颇难治疗。该病属于中医学里的"腰痛""腰腿痛"范畴。

该病原因较多，凡急性或慢性损伤，尤其是弯腰弓背提取重物时，椎间盘都会因为后部压力增加而向外侧突出（多数发生在腰椎第4、5节之间，或腰椎第5节与骶椎之间）。如果肾虚或抗病能力差，或复感风寒湿邪的侵袭，很容易导致腰椎间盘发生病变。

◆症状

腰痛、坐骨神经痛，用力大小便时疼痛感加重，常伴有下肢放射痛，腰部相应的小关节区域产生明显压痛，亦伴有咳嗽、喷嚏。

◆手部反映

若生命线末端双侧或线上出现小凹坑（图1），均提示腰痛、腰椎间盘突出症信号。

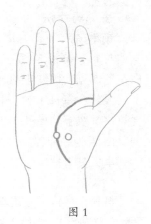

图1

◆手部治疗

手部按摩法

取穴：肾经、甲状腺区、腰膂、胸骨、内关、腰肌点、脊柱点、坐骨神经点、后溪、液门。

操作：治疗部位常规消毒后，按操作常规，推揉肾经、甲状腺；按揉

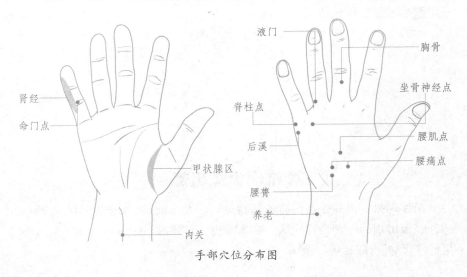

手部穴位分布图

腰膂穴、腰肌点、坐骨神经点、内关穴；掐揉脊柱点、胸骨穴、后溪穴、液门穴。重手法强力刺激，要均匀、渗透。每日按摩 1 次，每次 20～30 分钟，15 次为一疗程。

手部针刺法

取穴：内关、养老、后溪、液门。

操作：治疗部位常规消毒后，用毫针对准所选穴位刺入，用强刺激，提插捻转，得气后留针 15～30 分钟，每日 1 次，10 次为一疗程。适用于腰椎间盘突出症、腰痛。

取穴：命门点、脊柱点、腰痛点、坐骨神经点。

操作：治疗部位常规消毒后，用毫针对准所选穴位刺入，用强刺激，提插捻转，得气后留针 20 分钟。每日 1 次，10 次为一疗程。适用于腰椎间盘突出症、腰腿痛。

手部药疗法

腰痛浸洗方

材料：菟丝子、狗脊、杜仲、透骨草、伸筋草、苏木、川红花各 15 克，秦艽、川乌各 20 克，桑寄生、土鳖虫各 10 克。

操作：每日 1 剂。上述药物加清水适量，水煎取汁，倒入盆内，趁热熏蒸患部，待温时浸泡双手，并用湿热毛巾敷患处。每日 2 次，每次 30 分钟，10 次为一疗程。

本方具有补肾活血、祛风除湿、舒筋活络的功效。

通络止痛膏

材料：川乌、草乌、乳香、没药、当归、杜仲各 30 克，川红花、苏木、延胡索、独活各 15 克，肉桂 5 克，威灵仙 15 克，白酒适量。

操作：上述药物（除白酒外）共研细末，储瓶备用。用时每取药末 30 克，用白酒适量调和成稀糊状，外敷于双手心劳宫穴和阿是穴（患部），外以纱布固定。每日换药 1 次，10 次为一疗程。

肩周炎

肩周炎也称漏肩风，它是指发生于肩关节及其周围软组织、以关节疼痛和活动障碍为主的一种综合征。肩周炎实际上也是一种老化现象，它与肩周围组织退行性变、劳损等因素有关，以单侧发病为多见，好发于 50 岁左右的人。一般女性发病率比男性要高，且右肩发病率大于左肩。体力劳动者多发，病程漫长，少则数月，多则可达 1~2 年，但此病通常可以自愈。

肩周炎多因肩关节及其周围软组织受寒着凉、风寒湿邪侵入所致。此病早期多见单肩或偶见双侧肩部酸痛，或窜痛至背部，遇温痛减，遇寒痛增。

◆ 症状

肩关节酸痛，活动则剧痛；病情严重者影响患侧活动，梳头、穿衣等日常活动也受阻碍。

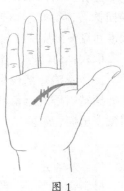

◆ 手部反映

若手掌智慧线中央有两三条竖的干扰线干扰（图 1），则提示肩周炎。

图 1

◆ 手部治疗

手部按摩法

取穴：肩点、心穴、头顶点、合谷。

操作：治疗部位常规消毒后，按操作常规，捏捻肩酸痛治疗点；按揉合谷穴、头顶点；掐按心穴。每日按摩 1 次，每次 15~30 分钟，10 次为一疗程。主要用于肩部酸痛。

取穴：太渊、中冲、合谷、后溪。

操作：治疗部位常规消毒后，按操作常规，找准穴位，用拇指指端掐按所选穴位，每次 10~20 下，或用香烟灸或用牙签束的末端刺激（压点）以上穴位各 15 次即可。每日按摩 1 次，10 次为一疗程。

手部针刺法

取穴：肩点。

操作：治疗部位常规消毒后，用毫针对准肩点刺入，用强刺激，多 1 次见效。

一般可立见止痛，痛止可出针或持续留针 2~3 分钟。

取穴：太渊、中冲、合谷、后溪。

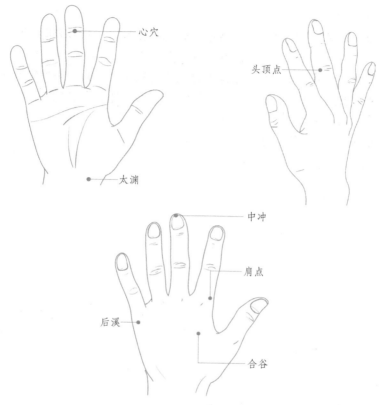

手部穴位分布图

操作：治疗部位常规消毒后，用毫针对准所选穴位刺入，用强刺激，提插捻转，得气后留针 15 分钟。每日 1 次，中病即止。

手部药疗法

十味藤骨汤

材料：松节、鸡血藤、络石藤、桂枝、片姜黄各 30 克，透骨草、寻骨风、急性子各 15 克，白芷、细辛各 10 克。

操作：每日 1 剂。上述药物加清水适量，水煎取汁，将药汁倒入盆内，趁热熏洗双手及肩关节部。每日 2 次，每次 20 ~ 30 分钟，10 次为一疗程。本方有毒，忌入口。

肩周炎膏

材料：络石藤 1000 克，桑寄生 200 克，当归 40 克，全蝎、土鳖虫、独活、肉桂、黑附子各 20 克，干姜 15 克，乳香、没药各 30 克，冰片 6

克，桑枝 1 把。

操作：上述药物除络石藤、当归、桑枝、冰片外，其余诸药混合略炒，后加入冰片，共研细末，过筛；再将络石藤、当归、桑枝加水煎 2 次取汁、去渣，合并 2 次煎浓缩，取出浓缩液加入诸药末调和成膏。用时每取适量药膏，贴敷于曲池穴、肩髃穴（肩的前部）、天宗穴上，包扎固定。每日换药 1 次，10 次为一疗程。

本方具有温经散寒、通络止痛的功效。

第十六章
妇产科病症

乳腺增生

乳腺增生即乳腺小叶增生，是妇女常见病。它是一种非炎症性病症，常见于中青年妇女。

该病多由郁怒伤肝，肝郁气滞，思虑累身伤脾，脾失健运，痰湿内蕴，以致肝脾两伤、痰气互结、瘀滞而成结块，或因肝肾不足、冲任失调，阳虚痰湿内结所致。

该病的最大特点是经前或情绪激动时肿痛有加重感，过后减轻。其中肿块物厚薄不等，数目不一，形状各异的片块形临床较常见。此外，还有混合型乳腺增生（同一乳房内有结节状、圆球状、片块状、条状等两种形态以上的肿块）、弥漫性乳腺增生（肿块分布的范围散布整个乳房内）及结节性乳腺增生（立体感较强、较硬、不规则，此种临床少见）。

◆症状

一侧或两侧乳房胀痛，有肿块，刺痛或隐痛不适，疼痛严重不可触摸，疼痛以乳房肿块为主，可向腋窝、胸胁、肩背、上肢放射。也有的表现为乳头疼痛或瘙痒，乳房肿块在月经前增大、疼痛加剧，月经来潮后缩小变软，疼痛减轻或消失。患者常伴有头晕、失眠、口干、口苦、情绪不畅或心烦易怒，可兼见痛经、月经前后不定期等，少数患者乳头溢出棕色或淡黄色液体。

◆ **手部反映**

若手掌（或单或双）无名指下感情线与智慧线之间有倾斜的冬青树叶状岛纹符号，相切上下两大线（图1），提示乳腺增生信号。若同位出现有双重岛纹，提示乳腺增生并患腋窝部淋巴结炎。

若十指指腹弓形纹多（图2），提示乳腺增生倾向。

若中指指甲面一侧有辫样凸纵纹，提示乳腺增生。

若无名指指甲面有沙砾样排列条状凸纵纹（图3），提示乳腺增生。

若食指指甲面有绳状纵凸线纹，提示乳房肿块、乳房纤维腺瘤信号。

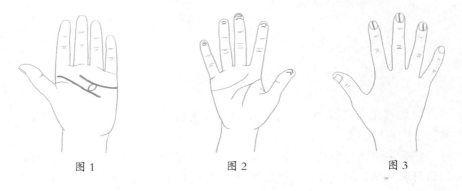

图1   图2   图3

病象链接

若双目靠近鼻梁内眦部位有凸起小肉结，提示胸部及乳房有肿块。

若讲话时头向一边歪或嘴向一边扯，提示乳腺增生信号。哪侧增生，哪侧手活动就比较迟缓。

◆ **手部治疗**

手部按摩法

取穴：内关、郄门、合谷、少泽、中泉及全息穴的肺心穴、肝胆穴、肾穴等。

操作：治疗部位常规消毒后，按操作常规。上述所选穴位可分为两组：①内关穴、少泽穴、肝胆穴、肾穴；②郄门穴、合谷穴、中泉穴、肺心穴。交替使用。任选一组，点按或推按各穴100～300次。每日按摩1次，经前

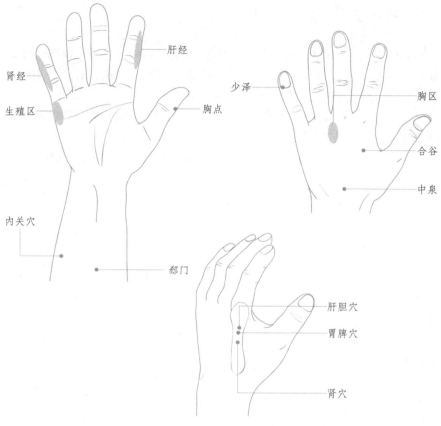

手部穴位分布图

1周每日2次，1个月为一疗程。需要坚持三疗程。

取穴：手掌正中线、肾经、肝经、胸区、生殖区、胸点、胸骨、内关、合谷、少泽。

操作：治疗部位常规消毒后，按操作常规，按推手掌正中线、肾经、肝经、胸区、生殖区；按揉胸点、胸骨穴、内关穴；掐按合谷穴、少泽穴。每日按摩1次，每次30分钟，1个月为一疗程。

◆ 手部针刺法

取穴：郄门、内关、合谷、少泽。

操作：治疗部位常规消毒后，用毫针对准所选穴位刺入，用强刺激，得气后留针30分钟。每日或隔日1次，1个月为一疗程。

手部药疗法

消肿散结浴方

材料：苦参60克，透骨草、艾叶各30克，当归、乳香、没药、金银花、生半夏、天南星、荆芥、白芷各15克，川芎、红花、防风各10克，甘草5克，葱白7根，核桃树枝、槐树枝各7节。

操作：每剂3次。上述药物加清水2000毫升，水煎40分钟取汁，将药汁倒入盆内，待温时浸泡双手，并用毛巾蘸取药液外洗患侧乳房。每晚1次，每次30分钟。洗后用手托起乳房晃动3~5分钟。可视病情情况，连续用药3~5周。

此方可清热解毒、消肿散结。

乳癖膏

材料：芒硝60克，生天南星、生半夏、露蜂房、山慈姑各20克，紫金锭（中成药），皂角刺、乳香、没药、川芎各15克，凡士林适量。

操作：上述药物（凡士林除外）共研细末，用凡士林适量调为稀糊状，备用。用时取药膏适量（约30克），外敷于双手心劳宫穴和阿是穴，外以纱布覆盖，胶布固定。每日换药1次，1个月为一疗程，连用三疗程。

如何预防乳腺增生

临床观察显示，保持心情舒畅，情绪稳定，可以防止或减少乳腺增生。因为女性情绪不稳定，能抑制卵巢的排卵功能，使黄体酮减少，雌激素增高，进而导致乳腺增生。

此外，长期致力于皮肤美容的妇女也应该警惕。长期使用含有雌激素的面霜和药物，可以使体内雌激素水平相对增高，时间一长便可诱发乳腺增生。

盆腔炎

盆腔炎是女性盆腔生殖器官炎症的总称，其中包括子宫炎、输卵管炎、卵巢炎、盆腔结缔组织炎等，为妇科常见多发病。它与月经不调、带下、痛经、热疝等病有类似的临床表现。该病有急慢之分。急性病多属炎症，慢性则多属包块型。治疗急性较为容易，治疗慢性颇难。

现代医学认为，此病多由分娩、人工流产、输卵管通气或其他手术中无菌操作不严格，使细菌从阴道上行感染或经淋巴、血行播散所致。而中医认为，该病多因湿浊热毒，或寒湿凝滞，结于下焦，最终导致气滞血瘀、壅滞互结所致。急性多湿热偏重，慢性以气滞血瘀为多。

◆ **症状**

急性盆腔炎多有高热、寒战、头痛、食欲不振，下腹剧痛且可向大腿放射，腹肌紧张而拒按，带下黄赤，月经量多，苔黄腻，脉数，或大小便刺激等症；而慢性盆腔炎则可见低热或不发热，小腹绵绵作痛，经前后为甚，带下色黄等症，且病程较长。若患者抵抗力下降，很可能变成急性发作。

◆ **手部反映**

若生命线的末端两侧有支线，呈扫把状，且可见手腕静脉走入大鱼际处（图1），提示盆腔炎信号。

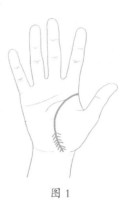

图 1

病象链接

若耳三角区出现淡褐色，提示慢性盆腔炎。

若耳三角区有无渗液独立小丘疹，额头常有青春痘反复发作，提示月经不调、痛经信号。

若耳三角区有黄色样油性小米粒丘疹，提示宫颈糜烂信号。宫颈糜烂多由流产或手术损伤宫颈后，病原体侵入而引起感染，其临床表现有白带增多，色、质、味都有异常。

若女性双耳常年呈红色，提示易患妇科炎症的信号。

◆ **手部治疗**

手部按摩法

取穴：手掌心、手掌腕部、生殖区、肾经、肝胆穴、胃脾穴、下腹穴、肾穴。

操作：治疗部位常规消毒后，按操作常规，推手掌心至横指（从掌指至指根）；横推手掌腕部；按揉生殖区；推肾经；点揉肝胆穴、胃脾穴、

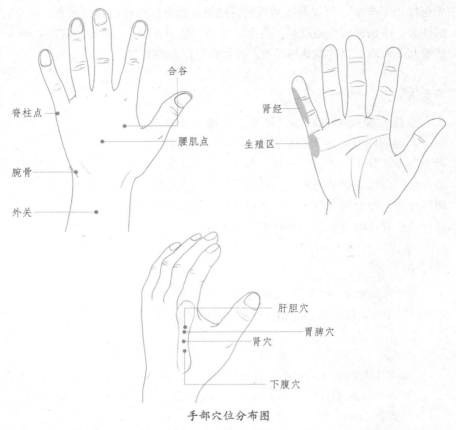

合谷

脊柱点

腰肌点

腕骨

外关

肾经

生殖区

肝胆穴

胃脾穴

肾穴

下腹穴

手部穴位分布图

肾穴、下腹穴。每日按摩 1 次，每次 30 分钟，10 次为一疗程。实证用泻法，虚证用平补平泻法。

手部针刺法

取穴：合谷、外关、腕骨。

操作：治疗部位常规消毒后，用毫针对准所选穴位刺入 0.5～1.0 寸，用强刺激，得气后留针 30 分钟，间断捻转。每日 1 次，10 次为一疗程。

取穴：脊柱点、腰肌点。

操作：治疗部位常规消毒后，用毫针对准所选穴位刺入 0.3 寸，用中等强度刺激，得气后留针 20 分钟。每日 1 次，10 次为一疗程。

手部药疗法

清热汤

材料：金银花、茵陈、丹参各 25 克，蒲公英、车前草、败酱草各 30

克，丹参、黄檗各 12 克，山栀子 10 克，乌药、桃仁、延胡索各 15 克。

操作：每日 1 剂。上述药物加清水适量，水煎取汁，头煎内服，取药汁 300 毫升，日分 2 次服。二、三煎取药汁倒入盆内，趁热先熏后洗双手，每日 2 次，每次 30 分钟，7 日为一疗程。适用于急性盆腔炎。

盆腔膏

材料：当归尾、益母草、香附子、苏梗各 30 克，米醋适量。

操作：前四味药共研细末，用米醋适量调和成稀糊状，备用。每取本膏 30 克，外敷于双手心劳宫穴和肚脐上，包扎固定。每日换药 1 次，10 次为一疗程。子宫肌炎、子宫内膜炎、输卵管、卵巢炎、盆腔结缔组织炎皆适用。

缺少运动可导致慢性盆腔炎

一些女性长期缺乏运动，这是导致很多妇科疾病的一个诱发原因，例如慢性盆腔炎。尤其在城市职业女性中最常见。她们本身缺乏运动锻炼，尤其是缺乏下腹部的运动锻炼，再加上常常在办公室一坐就是一天，盆腔的血液回流长期不畅，慢慢地就开始出现慢性盆腔充血，从而导致慢性盆腔炎的发生。所以说，为了身体健康，女性应多参加锻炼。

第十七章
五官科病症

近视

近视是指以视近物正常、视远物模糊不清为特征的眼病。在中医学上属于"能近怯远症""近觑"的范畴，是临床常见病，因眼的调节功能失常所致。

近视可由先天遗传因素所致，但绝大多数是后天所造成，比如灯光照明不良、躺卧看书、用眼过度，都能使眼外肌长期处于紧张状态、虹膜逐渐延伸，从而导致眼球加长，产生近视。其中300度以下的为轻度近视；300度以上600度以下的被称为中度近视；600度以上的称为高度近视。

◆症状

该病的主要症状为视远物不清、视近物正常，多发于青少年。

◆手部反映

在手掌上出现几条短而弱的太阳线；无名指下感情线上有一个小岛纹符号，智慧线中央有一个小岛纹（图1），均提示近视或近视神经障碍信号。

若太阳线上有一个小岛纹符号（图2），则提示近视眼信号。无名指下，感情上有一个横"8"字纹符号，提示高度近视符号。

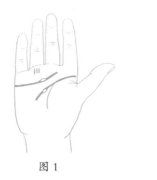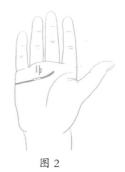

图 1　　　　　　　　　　　图 2

病象连姿

颈部动脉异常，则提示患急性眼疾信号，应积极去医院检查诊治。

◆ 手部治疗

手部按摩法

取穴：眼点、肝点、肾经、中冲、少冲、合谷。

操作：治疗部位常规消毒后，按操作常规，按揉左右眼点、肝点；推揉肾经；指揉中冲穴、少冲穴、合谷穴。每日按摩 1 次，每次按摩 20 ~ 30 分钟，10 次为一疗程。适用于假性近视。

患有假性近视的人，手腕大都会出现紧张硬化的状态，所以必须全身放松，摇摆或弯曲手腕和足踝，或者做回转运动，能消除这些症状。按摩食指和中指，并充分加压和揉搓，对于治疗假性近视有很大的功效。

取穴：手掌正中线、眼区、肾区、肝区、二间、大骨空、小骨空、头穴。

操作：治疗部位常规消毒后，按操作常规，擦手掌正中线；点揉眼区、肾区、肝区；点掐二间、大骨空、小骨空、头穴。操作时患者闭目，意念眼球上下左右转动。每日按摩 1 次，每次 20 ~ 30 分钟，10 次为一疗程。

取穴：合谷、神门、内关、少泽、后溪及全息穴的头穴。

操作：治疗部位常规消毒后，按操作常规，点按合谷、神门、内关、少泽、后溪、头穴等穴各 200 ~ 300 次，每日或隔日按摩 1 次，10 次为一疗程。

取穴：劳宫、肝点、腕骨。

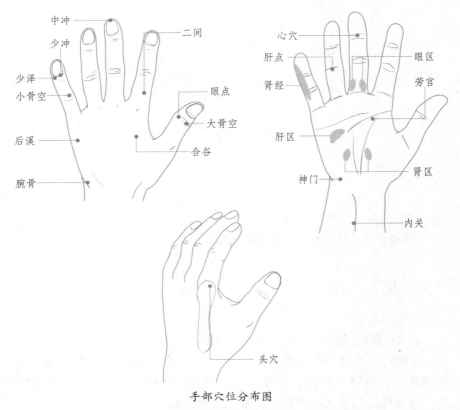

手部穴位分布图

操作：治疗部位常规消毒后，按操作常规，以劳宫穴为中心，持续轻揉劳宫穴、肝穴、腕骨穴。每日按摩 1 次，每次 20～30 分钟。适用于假性近视。必须长期坚持按摩才能见效。

手部针刺法

取穴：合谷、二间、大骨空。

操作：治疗部位常规消毒后，按操作常规，用毫针对准所选穴位刺入，用轻刺激，留针 5 分钟。每日或隔日 1 次，10 次为一疗程。

取穴：眼点、肝点。

操作：治疗部位常规消毒后，用毫针对准肝点直刺 0.2 寸，眼点直刺 0.3～0.5 寸，手法宜轻速，留针 5 分钟，每日 1 次，10 次为一疗程。

手部药疗法

糯稻根汤

材料：桑葚子、黄芪各 15 克，枸杞子、青葙子各 18 克，远志、红花、石膏蒲、覆盆子各 12 克，五味子 21 克，糯稻根 30 克，升麻、桑叶各 9 克。

操作：每日 1 剂。上述药物加清水适量浸泡 10 分钟后，头煎取汁 400 毫升，一半日服 2 次，一半置药杯中熏目洗眼。二、三煎各取汁 1000~1500 毫升，倒入盆中盖住，待温时浸泡双手。每日 2 次，每次 30 分钟，10 次为一疗程。

本方有滋补肝肾、活血通窍、升阳益气的功效。

三脑明目膏

材料：生地黄 60 克，天门冬、杭菊花各 30 克，枳壳 45 克，薄荷脑、樟脑各 3 克，冰片 1.5 克。

操作：先将前四味药共研细末，再入后三味药同研和匀，储瓶备用，勿泄气。用时每取药末 16 克，以白蜜适量调为稀糊状，外敷于双手心劳宫穴和太阳穴上，上盖敷料，用胶布固定。每日换药 1 次，10 次为一疗程。适用于各类近视。

本方有凉血解毒、芳香通窍、理气明目的功效。还可以用黄麻、防己、荆芥各 6 克，桂枝 9 克，川芎 15 克，防风 2 克，附子 4 克，葱白适量，先将前七味药共研细末，入葱白捣烂调和，握于手心，令使汗出，每日 1 次。以此治后天近视，效果甚佳。

多吃香蕉防止眼睛干涩

在电脑前工作太久常会觉得眼睛干涩疼痛。如果在工作时身边带几根香蕉，则可大大缓解这一症状。香蕉中的钾可帮助人体排出多余的盐分，让身体达到钾钠平衡，缓解眼睛的不适症状。

此外，香蕉中含有大量的 β－胡萝卜素，当人体缺乏这种物质时，眼睛就会变得疼痛、干涩、眼珠无光、失水少神，多吃香蕉不仅可减轻这些症状，还可在一定程度上缓解眼睛疲劳，避免眼睛过早衰老。

耳鸣、耳聋

耳鸣、耳聋都是听觉功能紊乱的症状。前者是指在安静的环境中，患者耳内有不同的声响，如蝉声或潮水声可单独出现，也可与耳聋兼并出现；后者指听觉系统的感音功能异常而导致的听觉障碍，多由耳鸣发展而来。

耳鸣、耳聋的发生，主要是由于听觉的传导器、感音器、听神经传导通路的障碍，或是耳部患疾所导致。其根本原因还是在肝胆和肾。

◆ 症状

耳鸣的症状是耳内，有蝉鸣、吹风、涨潮等声音。耳聋轻者听音不真，重者失聪。

◆ 手部反映

若智慧线末端上方有一短平行线（图1），提示耳鸣信号。

若小指下感情线上有一小岛纹（图2），提示耳鸣信号。

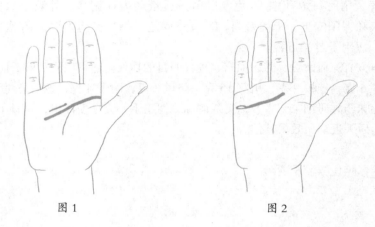

图1   图2

◆ 手部治疗

手部按摩法

取穴：耳区、肾穴、关冲、合谷。

操作：治疗部位常规消毒后，按操作常规，捏揉耳区；掐揉肾穴、关冲穴、合谷穴。每日按摩1次，每次20~30分钟，7次为一疗程。适用于耳鸣、耳痛、耳聋。

取穴：咽区、耳区、肺区、肠胃区、商阳、合谷、阳溪、后溪、腕骨、阳谷、中渚、阳池、前谷。

操作：治疗部位常规消毒后，按操作常规，点按咽区、耳区、肺区、肠胃区；捻掐中指、无名指；掐揉商阳、合谷、阳溪、后溪、腕骨、阳谷、

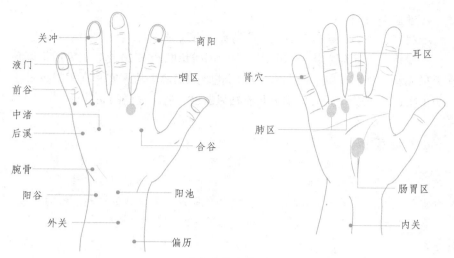

手部穴位分布图

中渚、阳池等穴。每日按摩 1 次，每次 30 分钟，7 次为一疗程。适用于耳鸣、耳聋。

手部针刺法

取穴：液门、中渚、内关、外关、阳溪、后溪、腕骨。

操作：治疗部位常规消毒后，用毫针对准所选穴位直刺 0.3～0.5 寸，用中等强度刺激，得气后留针 30 分钟。每次取 2～3 穴，交替使用。每日 1 次，10 次为一疗程。适用于耳鸣、耳聋。

取穴：肾点、耳点、偏历。

操作：治疗部位常规消毒后，用毫针对准肾点（轻刺）、耳点（中刺）刺入 0.2～0.3 寸，用中刺激，得气后留针 20 分钟。每日 1 次，10 次为一疗程。

手部药疗法

三味通窍汤

材料：柴胡 10 克，薄荷 6 克，石菖蒲 15 克。

操作：每日 1 剂。上述药物加清水适量，水煎取汁，倒入盆内，待温时浸泡双手。每日 2 次，每次 30 分钟，10 次为一疗程。

本方具有舒肝解郁、通窍复聪的功效。若加用本方每日 1 剂水煎服，可提高疗效。

散瘀通窍汤

材料：当归、细辛、防风、草乌头、石菖蒲各 15 克。

操作：上述药物共研细末，备用。用时每取药末 20 克以人乳适量调和为稀糊状，外敷于双手心劳宫穴或用脱脂药棉薄裹药泥塞耳孔中。每日换药 1 次，10 次为一疗程。本方具有祛风散瘀、通窍复聪的功效。

紫菜汤可防耳鸣、耳聋

医学专家称，每周喝 2~3 次紫菜汤，就能保证人体所需铁的供给，有效防止耳鸣、耳聋。紫菜是日常食物中含铁最多的，每 100 克紫菜含铁 46.8 毫克。若在紫菜汤中加个鸡蛋效果会更好，因为鸡蛋有利于铁的吸收。含铁较多的食物还包括虾皮、海蜇皮、黑芝麻、黄花菜等。

脱发

脱发是指头发的脱落超过正常数量（每天均匀脱发、断发 10~30 根属正常），是一种临床常见的皮肤病。根据临床表现，可以将其分为三种，分别是斑秃（一夜之间成片脱落）、早秃和脂溢性脱发。

脱发多因营养不良、营养失衡引发，也多与情绪抑郁、劳神伤心有关。

◆症状

头顶部、局部或大部分头发突然或逐渐脱落成片，痒如虫行，皮肤光亮，或脱白屑。

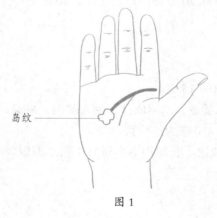

岛纹

图 1

◆手部反映

智慧线末端有不规则的大岛纹（图 1），提示脱发信号。

◆手部治疗

手部按摩法

取穴：胃、脾、大肠区、心包区、血压区，肝点、劳宫、肾经。

操作：治疗部位常规消毒后，按操作常规，按推胃、脾、大肠区，肾经；按揉心包区、劳宫穴；掐揉肝点；捻捏血压区。每日按摩 1 次，每次 15～30 分钟，10 次为一疗程。适用于斑秃。

取穴：手掌正中线、胃、脾、大肠区、劳宫、心点、肝点、脾点、头穴、胃脾穴、肾经。

操作：治疗部位常规消毒后，按操作常规，推揉手掌正中线、胃、脾、大肠区、肾经；按揉劳宫穴；点揉心点、肝点、脾点、头穴、胃脾穴。每日按摩 1 次，每次 30 分钟，10 次为一疗程。手法用力适度，随症而施。

手部针刺法

取穴：劳宫、手心、头穴、肾点。

操作：治疗部位常规消毒后，用毫针对准所选穴位刺入，用轻或中刺激，留针 30 分钟。每日 1 次，10 次为一疗程。

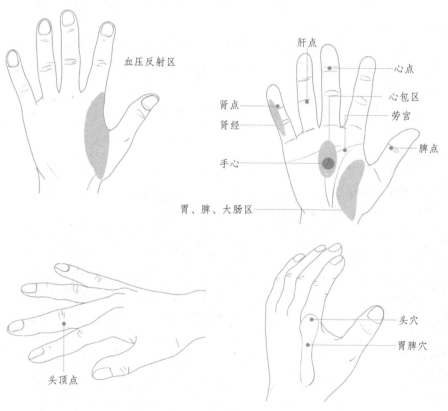

血压反射区
肝点
心点
心包区
肾点
劳宫
肾经
脾点
手心
胃、脾、大肠区
头穴
胃脾穴
头顶点

手部穴位分布图

取穴：脾点、肝点、头顶点。

操作：治疗部位常规消毒后，用毫针对准所选穴位刺入（浅刺），用轻刺激补法，留针 30 分钟。每日 1 次，10 次为一疗程。

手部药疗法

养血生发汤

材料：丹参 30 克，黑芝麻梗 100 克，何首乌 50 克，柳树枝 100 克，生侧柏叶 15 克，甘草 10 克，藁本 9 克。

操作：每日 1 剂。上述药物加清水适量，水煎取汁 1500 毫升，倒入盆内，趁热熏洗双手和斑秃处。待温时浸泡双手，并用毛巾蘸取药液擦洗患处。每日 2~3 次。每次 30 分钟，10 次为一疗程。

本方具有凉血活血、养血生发的功效。一般 1~2 个疗程见效。

生发膏

材料：鸦胆子 20 克，侧柏叶、何首乌各 70 克，木通、山萘各 35 克，丹参 50 克，藁本 15 克。

操作：上述药物共研细末，备用。用时每取药末 25 克，用白酒适量调和成稀糊状，一半外敷于双手心劳宫穴处，每日换药 1 次；另一半外涂患处，日擦 3 次。10 次为一疗程。

本方具有活血通络、养血生发的功效。久用效佳。

染发可致恶性病

据国家相关部门对 180 多种染发剂的抽查表明，其中有 160 余种含有毒性较高的化学物质，长期染发对毛囊色素细胞的杀伤力很强，经常染发可以导致色素细胞严重衰退，还会引起皮肤疾病。

另外，美国对使用染发剂的人群的调查研究发现，有 86% 的人群尿样中含有染发剂的大量有害成分，而如果染发剂中 1% 的有害物质经皮肤吸收，就有致癌的危险。另据有关专业媒体报道，染发人群的白血病发病率比未染发人群高 18 倍。此外，春、夏季节天气较热，染发剂的有害物质更容易渗入皮肤和血液中，诱发心脑血管等疾病。